O PSIQUIATRA
EM CONFLITO

CONSELHO EDITORIAL
André Costa e Silva
Cecilia Consolo
Dijon de Moraes
Jarbas Vargas Nascimento
Luis Barbosa Cortez
Marco Aurélio Cremasco
Rogerio Lerner

Blucher

O PSIQUIATRA EM CONFLITO

FATOS, VALORES E VIRTUDES NAS INTERNAÇÕES INVOLUNTÁRIAS

Gustavo Bonini Castellana

O psiquiatra em conflito: fatos, valores e virtudes nas internações involuntárias
© 2021 Gustavo Bonini Castellana
Editora Edgard Blücher Ltda.

Publisher Edgard Blücher
Editor Eduardo Blücher
Coordenação editorial Jonatas Eliakim
Produção editorial Luana Negraes
Preparação de texto Karen Daikuzono
Diagramação Guilherme Henrique
Revisão de texto Maurício Katayama
Capa Leandro Cunha
Imagem da capa iStockphoto

Blucher

Rua Pedroso Alvarenga, 1245, 4º andar
04531-012 – São Paulo – SP – Brasil
Fax 55 11 3079 2707
Tel 55 11 3078 5366
contato@blucher.com.br
www.blucher.com.br

Segundo o Novo Acordo Ortográfico, conforme 5. ed. do *Vocabulário Ortográfico da Língua Portuguesa*, Academia Brasileira de Letras, março de 2009.

É proibida a reprodução total ou parcial por quaisquer meios sem autorização escrita da editora.

Todos os direitos reservados pela Editora Edgard Blücher Ltda.

Dados Internacionais de Catalogação na Publicação (CIP)
Angélica Ilacqua CRB-8/7057

Castellana, Gustavo Bonini
 O psiquiatra em conflito : fatos, valores e virtudes nas internações involuntárias / Gustavo Bonini Castellana. – São Paulo : Blucher, 2021.
 192 p.

Bibliografia
ISBN 978-65-5506-238-0 (físico)
ISBN 978-65-5506-234-2 (eletrônico)

1. Psiquiatria 2. Psiquiatras – Valores 3. Internação compulsória – Aspectos morais e éticos 4. Ética psiquiátrica I. Título

21-1206　　　　　　　　　　CDD 616.89

Índice para catálogo sistemático:
1. Psiquiatria

À Luciana, à Helena e ao Vinícius.

Conteúdo

Prefácio	9
Apresentação	13
1. O psiquiatra em conflito	19
2. Fatos: o conhecimento psiquiátrico e seus limites	31
3. Valores: da perspectiva ética à ação moral em psiquiatria	53
4. Virtudes: o psiquiatra e a sabedoria prática	61
5. O dilema das internações involuntárias	67
6. Exercícios de julgamento clínico e tomada de decisão	77
7. Experiências profissionais	115
8. Tipos de raciocínio em psiquiatria	131
9. Tipos de psiquiatra e o campo da psiquiatria	141
10. Psiquiatria, uma "disciplina estranha"	151
Referências	155
Posfácio – Psiquiatria: ciência e arte da medicina?	177

Prefácio

Daniel Martins de Barros[1]

Estava no começo da faculdade de Medicina quando a série *Plantão médico* (*ER*, no original em inglês) estreou com estardalhaço no Brasil. Num período pré-internet, sem *streaming*, aguardávamos a exibição semanal na televisão aberta, comentando com os colegas cada episódio. Lembro-me particularmente de um no qual o psiquiatra do serviço, personagem que não durou muitas temporadas, defendia a especialidade. Não me recordo das palavras exatas, mas em sua fala ele assumia que a psiquiatria era realmente diferente da medicina como um todo. Cheia de particularidades, recheada de subjetividade, carecendo de exames laboratoriais. Mas, para ele, isso tudo eram qualidades. Segundo o personagem, a psiquiatria perdia sua função quando os psiquiatras corriam atrás do respeito dos colegas tentando emular as outras especialidades.

Esse talvez seja o maior mérito da tese defendida por Gustavo Bonini Castellana, ora transformada em livro. Ele não se esquiva dos problemas ao explorar a complexidade da psiquiatria. Antes, assume tanto as limitações como os alcances que suas características lhe conferem para refletir de uma forma profunda, abrangente e multifacetada sobre o fazer cotidiano dos profissionais de saúde mental, aqui representados nos psiquiatras. Suas reflexões alcançam tal profundidade, contudo, que o leitor reconhecerá sem dificuldade

---

1 Doutor em Ciências e bacharel em Filosofia pela Faculdade de Medicina da Universidade de São Paulo (FMUSP). Professor colaborador do Instituto de Psiquiatria da FMUSP.

que boa parte do que se encontra nestas páginas aplica-se à medicina em geral, e até mesmo a todo o universo do cuidado com a saúde.

Começando pelo fim, o trabalho nos ajuda a pensar as intervenções de saúde em geral, sejam médicas ou não, ao trazer para o primeiro plano o papel da sabedoria prática que permeia toda ação de qualquer profissional da área. Ao resgatar o conceito grego da *phronesis*, o autor mostra que essa é uma das virtudes fundamentais para quem se dispõe a cuidar e intervir na saúde do outro. Não é por acaso que a carga horária nesses cursos é apenas em parte teórica. É na prática, a partir da observação dos mestres, da interação com os pacientes, que se desenvolve essa virtude, sem a qual não se pode ser enfermeiro, médico, fonoaudiólogo ou dentista.

Antes de tratar das virtudes, contudo, o livro nos faz passar pelos valores. Para o autor, eles são os guias de nossas preferências diante de atos morais. Aqui talvez o foco se estreite um pouco mais, não para restringir o alcance da reflexão, mas para iluminar melhor o objeto de seu estudo. Uma vez que, embora qualquer ato de qualquer ser humano possa ter implicações morais, a medicina nos coloca mais amiúde diante de tais circunstâncias. A premência por decisões de vida e morte, a figura de autoridade do médico e a vulnerabilidade dos pacientes são fatores na construção do *setting* médico que tornam as decisões mais delicadas, seja em suas justificativas, seja em suas implicações. O autor destaca, nesse contexto, a importância dos trabalhos de Diego Gracia, em sua teoria da deliberação moral, e de Bill Fulford, com a prática baseada em valores, na busca por um mapa que nos ajude a encontrar o caminho prudente a seguir. O que, muitas vezes, é o melhor que se pode oferecer aos pacientes.

Se esses pilares são importantes para as práticas de saúde em geral, e na medicina em particular, na psiquiatria eles se tornam pedra fundamental, dadas as especificidades dos fatos que a cercam. Psicopatologia, fenomenologia, psicanálise, organicismo – o livro oferece ao leitor um desfile das mais influentes escolas teóricas que moldam o pensamento psiquiátrico ao longo da história, e assim revela que nenhuma delas foi suficiente para dar conta da complexidade do tema. Desde as dificuldades epistemológicas para diferenciar o normal e o patológico no que diz respeito ao comportamento humano até as controvérsias nosológicas que cercam os diagnósticos e suas classificações, o mister do psiquiatra – diferenciar sãos e insanos – é marcado por dúvidas quanto aos fatos, além de incertezas quanto aos valores e dificuldades quanto às virtudes.

O estudo da decisão dos psiquiatras diante de casos clínicos que envolvem dilemas de difícil resolução por não terem diagnósticos claros (dimensão dos fatos), que envolvem conflitos éticos (dimensão dos valores) e que dependem de nossa experiência (dimensão da virtude) evidencia como a subjetividade é componente inextricável da atuação em saúde mental. Mais do que isso, faz parte do seu instrumental. O autor conduz as entrevistas com os profissionais o tempo todo mostrando como essas dimensões permeiam as atitudes e posturas e influenciam mesmo as decisões racionais baseadas em evidências. O fato de serem casos difíceis não os torna diferentes dos demais casos em sua essência. Eles são apenas a epítome do que se faz diuturnamente diante dos pacientes e suas famílias. Sua escolha é feliz na medida em que sua maior complexidade funciona como uma lupa, habilmente manejada pelo autor-entrevistador, ao nos permitir vislumbrar melhor os detalhes envolvidos. Mas a verdade é que eles estão presentes mesmo quando não lhes damos a devida atenção.

Não estava errado, portanto, o psiquiatra do saudoso seriado *Plantão médico*. De fato, ao concluir a leitura, saímos com a sensação de que a psiquiatria é mesmo eivada de peculiaridades e – por que não? – excentricidades. Mas, ao contrário do que se pode imaginar, isso não desqualifica seus conhecimentos nem torna inócua sua prática. Dá-se justamente o oposto, uma vez que seu saber e suas técnicas mostram-se úteis não apenas para os próprios psiquiatras, mas para todo ser humano que, em qualquer contexto, precise cuidar de outro ser humano.

Ou seja, um saber universal.

Apresentação

> *Pois, uma das tarefas essenciais de qualquer ciência da vida cultural dos homens é, realmente, desde o início, a apresentação clara e transparente de suas ideias, para compreendê-las e para saber o porquê de se ter lutado por elas.*
>
> Max Weber, 2001

Em setembro de 2019, apresentei a tese de doutorado *O psiquiatra em conflito: fatos, valores e virtudes no dilema das internações involuntárias* ao Departamento de Medicina Preventiva[1] da Faculdade de Medicina da Universidade de São Paulo, sob orientação da prof. dra. Lilia Blima Schraiber. A tese teve como principal objetivo explorar a subjetividade do trabalho exercido pelos psiquiatras, em especial o julgamento clínico e a tomada de decisão em casos que envolvem a possibilidade de internação involuntária. Assim, tão voltado para as motivações que estão no íntimo dos psiquiatras, não seria adequado a este trabalho prescindir de expor logo de partida minhas próprias motivações para esta pesquisa, ora transformada em livro pela Editora Blucher.

Graduado em 2004 pela Faculdade de Medicina de Marília (FAMEMA), instituição pioneira no ensino por meio do *Problem Based Learning* (PBL) e na formação humanística em Medicina no Brasil, escolhi a psiquiatria antes mesmo da medicina, influenciado por um psiquiatra amigo de meus

---

1 Atualmente chamado de Departamento de Saúde Coletiva.

pais – ambos médicos. A medicina era uma passagem (e que se revelou fundamental em minha formação) para a profissão de psiquiatra. Mais que uma especialização técnica dentro da medicina, a psiquiatria representava a possibilidade de me aprofundar na compreensão do sofrimento humano.

A residência em Psiquiatria no Instituto de Psiquiatria do Hospital das Clínicas da Faculdade de Medicina da Universidade de São Paulo (IPq-HCFMUSP), realizada de 2005 a 2007, permitiu o encontro com pacientes que apresentavam as mais diversas formas de adoecimento mental.

No entanto, logo percebemos, eu e muitos outros residentes, que o conhecimento técnico-científico se revelava insuficiente para a compreensão daquelas vivências. Por isso, iniciamos formações paralelas à residência em grupos de estudo e de supervisão em psicopatologia fenomenológica, psicanálise e psicodrama.

Na área acadêmica, optei por cursar o ano adicional em Psiquiatria Forense, área pela qual tinha interesse desde a graduação, justamente por condensar as questões mais complexas da psiquiatria. Como parte da residência no Núcleo de Estudos e Pesquisas em Psiquiatria Forense e Psicologia Jurídica (NUFOR), prestava atendimento à saúde mental de jovens infratores na Fundação Casa, em um projeto que durou cerca de dez anos. Lidar com jovens em contextos de violência demandava atenção a questões éticas importantes, como sigilo, autonomia e medicalização do comportamento (Donnangelo; Pereira, 1979; Schraiber; Mota, 2015; Illich, 1975).

Sob a orientação do prof. dr. Geraldo Busatto Filho, desenvolvi a pesquisa de mestrado visando compreender as influências constitucionais e ambientais do comportamento antissocial. A dissertação foi concluída e apresentada em 2014 ao Departamento de Psiquiatria da FMUSP.

Nesse ínterim, cursando as disciplinas do mestrado, tomei conhecimento dos estudos sobre a profissão médica com base em depoimentos pessoais realizados pela prof. dra. Lilia (Schraiber, 1993; 2008). Descobri ali que a pesquisa qualitativa oferecia instrumentos muito diferentes dos que eu conhecia até então, ideais para a pesquisa da dimensão subjetiva do trabalho como psiquiatra. Por isso, pouco tempo após a conclusão do mestrado, estimulado pelo prof. Geraldo, procurei a prof. Lilia e apresentamos um projeto ao Departamento de Saúde Coletiva da FMUSP, tendo como título inicial *O psiquiatra em conflito: dilemas éticos, teóricos e individuais nos casos difíceis*.

Os primeiros resultados da pesquisa foram avaliados pela banca de qualificação em setembro de 2017, e, entre outras sugestões, os examinadores propuseram rever o título do trabalho.

A primeira adequação ocorreu com a expressão "caso difícil", considerada imprecisa pelos avaliadores. De fato, a intenção inicial era abordar casos nos quais o psiquiatra tivesse dificuldade para tomar sua decisão não em razão do diagnóstico ou do desafio terapêutico em si, mas por causa de algum dilema moral envolvido no caso. No entanto, a pesquisa concentrou-se em casos clínicos nos quais o conflito se dava em função da decisão médica sobre a internação involuntária de algum paciente, sendo, portanto, mais adequado restringir o campo de análise apenas a tais situações.

A segunda adequação dizia respeito à sobreposição dos dilemas apresentados inicialmente: as dimensões "ética, teórico e individual" estavam tão imbricadas em um caso concreto que a separação entre elas seria artificial. Ao ponderar sobre isso, minha orientadora e eu notamos que o dilema central da pesquisa estaria na decisão sobre internar ou não o paciente e no fato de que os conflitos explorados estariam subjacentes ao dilema no caso concreto. Por isso, influenciados pelas leituras feitas ao longo do trabalho de pesquisa, optamos por renomear as dimensões mencionadas inicialmente. Assim, a tese recebeu o seu título final: *O psiquiatra em conflito: fatos, valores e virtudes no dilema das internações involuntárias*. Para este livro, o título foi apenas adaptado.

Antes de dar por encerrada esta apresentação, cabe ainda esclarecer duas motivações adicionais para esta pesquisa.

A primeira delas é que parece haver certo ceticismo entre os médicos em relação a estudos assemelhados a este em virtude de sua pretensa "inutilidade" à prática profissional e da restrição ao âmbito acadêmico de reflexão (Clavreul, 1978). A meu ver, estudos como o do presente trabalho não apenas podem, mas devem dialogar com os médicos atuantes e contribuir diretamente para a prática da medicina, sendo necessários para o desenvolvimento da especialidade. Quero dizer com isso que pretendo atingir a prática dos psiquiatras, despertando-os de uma "atitude natural" nos termos de Husserl (2006). Conforme Habermas (1989), o enfoque fenomenológico salienta o caráter intersubjetivo das relações cotidianas, e essa configuração expressa no mundo da vida seria constitutiva das visões pré-científicas do pesquisador.

Por isso, pode-se dizer que, do ponto de vista epistemológico, isto é, do sentido de uma "reflexão ou vigilância interna da ciência sobre seus procedimentos e seus resultados" (Bruyne; Herman; Schoutheete, 1977, p. 41), a atitude fenomenológica foi um guia permanente desde a concepção até a conclusão de toda a pesquisa.

A segunda motivação diz respeito ao contexto mais propriamente acadêmico no qual está inserida a presente pesquisa. Ainda que localizada na interface de estudos históricos sobre as práticas da psiquiatria[2] e influenciada por trabalhos dessa natureza, procurou-se evitar um recorte histórico-social *stricto sensu* e vai em direção ao estudo dos conflitos que envolvem a prática do psiquiatra a partir do próprio relato desse profissional. Valoriza-se, assim, a relação médico-paciente e o julgamento clínico exercidos no cotidiano da prática profissional, semelhante ao que fez Atkinson (1995) e que denominou de "microssociologia do conhecimento médico". Por fim, vale dizer que o livro é produto não somente da trajetória desenvolvida durante o doutorado, mas também pela experiência e aprendizado adquirido como colaborador do NUFOR desde 2007. A psiquiatria forense é, por excelência, o campo do debate dos valores na psiquiatria. Por isso, inspirados pelo próprio desenvolvimento da pesquisa, passamos a realizar periodicamente encontros para discutir dilemas éticos no NUFOR. Tais reuniões são abertas a todos os membros do IPq – isto é, psiquiatras, psicólogos e assistentes sociais – e passaram a fazer

---

2   Diversos trabalhos que tiveram como objeto de estudo a psiquiatria como prática social e histórica no Brasil inspiraram esta pesquisa, com enfoques diferentes que, conforme Urquiza (1991), podem assim ser caracterizados: a partir da questão da exclusão (Dias, 1985), da urbanização e proletarização (Cunha, 1986) e do higienismo (Giordano Jr., 1989). Pode-se ainda acrescentar a esses os próprios trabalhos de Urquiza (1991) e Pereira (1995) sobre a prática psiquiátrica no estado de São Paulo na primeira metade do século XX, e o de Kurcgant (2010) sobre o conceito de crise não epiléptica-psicogênica, além dos clássicos *Danação da norma* (Machado et al., 1978), *A psiquiatria como discurso da moralidade* (Birman, 1978) e *História da psiquiatria no Brasil* (Costa, 2006).

parte da grade oficial dos residentes do terceiro ano de Psiquiatria em 2018. A partir da exposição de um caso clínico por algum membro do corpo clínico (residente ou assistente), no qual estaria implícito certo dilema ético, discutimos a conduta mais prudente a ser adotada com base na teoria da deliberação moral e na prática baseada em valores, abordando temas complexos e sensíveis, como sigilo em caso de pedofilia, ameaça de heteroagressividade e autonomia no tratamento de transtornos alimentares. Promover a reflexão sobre a prática dos psiquiatras a partir de dilemas éticos tem proporcionado não somente a exposição a temas importantes na formação dos residentes, mas também aprimorar e ajustar a nossa prática pelo desenvolvimento das virtudes necessárias à profissão.

Esse desdobramento "em paralelo" do trabalho aqui apresentado representa, de certa forma, a consolidação tardia de um projeto pessoal antigo: ainda como residente de Psiquiatria Forense propus ao Departamento de Psiquiatria que essas reuniões fossem realizadas. À época, a ideia foi rejeitada com o argumento de que aquilo já havia sido testado, sem sucesso. Por isso, a realização dessas atividades aponta para uma mudança de valores na instituição, agora mais interessada em permitir o debate sobre as diversas facetas da psiquiatria, em toda sua complexidade.

Outro aspecto particular dessa pesquisa refere-se à metodologia utilizada. Especialmente em um momento em que o mundo científico está voltado para dados estatísticos característicos das pesquisas quantitativas, na busca de parâmetros que possam nos orientar em relação às tomadas de decisão, a pesquisa qualitativa costuma ser menos valorizada – ou até mesmo rejeitada – em grande parte da comunidade médica científica. Mas pude observar ao longo dos últimos anos, trabalhando com pesquisa qualitativa em psiquiatria, um crescente interesse de pesquisadores bem posicionados e reconhecidos pela comunidade científica por esse tipo de metodologia. E não poderia ser diferente. Após o *boom* de estudos quantitativos voltados para diagnóstico operacional e psicofarmacologia/tratamentos biológicos desde os anos 1980, seria inevitável que esses mesmos estudos nos obrigassem a perceber os limites das estratégias diagnósticas vigentes e dos tratamentos biológicos. Pois, se é verdade que em qualquer área médica vale a máxima "cada caso é um caso", isso se torna ainda mais evidente na psiquiatria. Um bom exemplo de como isso se manifesta é o fato de que muitas vezes a mesma medicação pertencente a uma das quatro principais classes psicofarmacológicas – ansiolíticos, antidepressivos, estabilizadores de humor e antipsicóticos – é indicada para os mais diferentes transtornos, mostrando a relativa inespecificidade dos tratamentos. Tal panorama nos convoca a debruçar nossa pesquisa sobre as particularidades das manifestações psicopatológicas e das vivências subjetivas do paciente em cada caso e permite, com isso, aprimorar as estratégias de tratamento, independentemente do diagnóstico operacional. E, para isso, os estudos guiados pela pesquisa quantitativa mostram-se insuficientes, exigindo abordagens ideográficas que consigam apreender melhor as particularidades de cada caso, seja do ponto de vista diagnóstico ou dos desafios terapêuticos.

Tomando este relato pessoal como um testemunho de como a subjetividade do psiquiatra permeia nossas escolhas profissionais, recortando os aspectos do mundo vivido e direcionando nosso olhar para os aspectos que nos tocam individualmente, e diante da escassez de textos que abordem as dimensões subjetivas do trabalho dos psiquiatras, resta-me agradecer à Editora Blucher por ter acolhido este projeto e apostado na sua importância, compartilhando assim a ambição de trazer para os leitores um texto que, em linguagem compreensível, mas sem perder o rigor técnico, possa gerar maior interesse para os valores e virtudes necessários ao cuidado do paciente em psiquiatria.

1. O psiquiatra em conflito

> *Se o médico, em geral, só de um modo hesitante se pode classificar como cientista, isto se verifica ainda mais com o psiquiatra. A sua ciência e a sua prática movem-se na tênue fronteira entre os domínios cognitivos da ciência natural e a sua penetração racional no acontecer natural, por um lado, e a confrontação com os enigmas mentais e espirituais, por outro. Pois o homem não é apenas um ser vivo, mas também alguém misteriosamente estranho a si mesmo e aos outros, como pessoa, como congênere, na família e na profissão, com incontáveis e imponderáveis influências e efeitos, encargos e problemas. Há sempre fatores imprevistos em ação. Há ainda outros elementos incompreensíveis, que nada têm a ver com as leis do acontecer natural, que uma evoluidíssima investigação vai trazendo cada vez mais à tona.*
>
> Hans-Georg Gadamer, 2009

A relação de mútua dependência entre o conhecimento técnico-científico e a dimensão subjetiva e valorativa das práticas em saúde é apontada por diversos autores (Ayres, 2001; 2004; 2007; Schraiber, 1993; 2008). Schraiber (1993; 2008) mostrou, em pesquisas que buscavam entender as mudanças históricas da medicina ao longo do século XX, que em medicina clínica e cirúrgica já era evidente no Brasil do final dos anos 1970 a importância da relação interpessoal, entre médico e paciente, na consolidação da prática médica. Daí ter afirmado a autora o caráter moral-dependente dessa técnica.

Na psiquiatria, essa relação parece ser ainda mais enredada do que qualquer outra área de atuação médica (Banzato; Pereira, 2014; Sadler, 2004). Embora o conhecimento técnico-científico tenha permitido um avanço no que tange à eficácia dos tratamentos psicofarmacológicos desde a segunda metade do século XX, o diagnóstico dos transtornos mentais e as possibilidades terapêuticas apoiam-se tanto nas ciências naturais quanto nas ciências humanas (Messas; Fulford; Stanghellini, 2017). Por isso, é possível que os juízos de valor implicitamente subsumidos no momento do julgamento clínico e a tomada de decisão influenciem o psiquiatra, em especial nos casos difíceis (Björk; Linöe; Juth, 2016).

Habitualmente, na clínica médica, são chamados de "casos difíceis" aqueles em que o diagnóstico é impreciso ou que requerem o uso de tecnologias avançadas (Camargo Jr., 2005) para sua determinação. No entanto, Schraiber (2001) e Schraiber *et al.* (2003) apresentam uma concepção diferente e que é adotada nesta obra: casos difíceis são aqueles nos quais a dificuldade se impõe sobre a conduta assistencial e terapêutica a ser adotada, principalmente em virtude de os pacientes não concordarem com a proposta de tratamento oferecida e sendo, por isso, qualificados como "pessoas difíceis" pelos profissionais de saúde (Yokaichiya; Figueiredo; Schraiber, 2007; Lima *et al.*, 2007).

Na clínica psiquiátrica, dificuldades como essas são comuns, especialmente quando exigem uma intervenção contrária à vontade do paciente. Tais situações colocam o psiquiatra diante de um dilema moral entre preservar a autonomia do paciente ou garantir aquilo que ele, como profissional, acredita ser o melhor cuidado para a saúde do paciente. Faz-se necessário, então, avaliar a capacidade de escolha do paciente, anterior a qualquer tratamento propriamente proposto, e que cria uma dificuldade paradigmática da atuação do psiquiatra. Ainda que de responsabilidade exclusiva do médico, o que caracteriza essa situação e seus desdobramentos é que tudo que está em jogo depende do juízo clínico sobre algo que, em sua natureza, é propriamente moral: ter ou não a autonomia sobre a própria vida é antes um tema filosófico-existencial do que médico (Pessoa Jr., 2015).

Em virtude da relevância clínica desse dilema, o presente trabalho buscou compreender de que forma o psiquiatra estrutura o seu raciocínio para tomar essa difícil decisão nos casos de internações involuntárias. Nesses casos, o conflito moral é claro e inexorável, ou seja, a conduta traz repercussões para qualquer uma das decisões possíveis diante do dilema. Por isso, o psiquiatra se vê "sem saída": o conhecimento técnico-científico poderá se mostrar insuficiente e o profissional estará obrigado a decidir entre preservar a autonomia do paciente, e assim assumir certo grau de risco, ou admitir a ingerência sobre a liberdade do outro.

Tendo em vista identificar as motivações e efeitos das decisões diante desse dilema, optou-se aqui por enfatizar a pesquisa sobre a prática dos psiquiatras mais jovens, especialmente nos residentes em Psiquiatria. Acredita-se que seja no frescor da formação, e ainda mais durante o período de residência médica, que as dimensões valorativas da tomada de decisão aparecem de forma mais evidente, já que o médico residente ainda não está contaminado por eventuais vícios adquiridos em sua experiência como psiquiatra nem consideravelmente formatado por práticas exigidas pelo mercado de trabalho. Além disso, o residente em Psiquiatria está na "linha de frente" do serviço prestado por um hospital universitário e nessa condição se depara com os diferentes repertórios que sustentam a prática psiquiátrica, já que é supervisionado por psiquiatras com diferentes orientações teóricas ao longo dos três anos de formação.

Para fazer um julgamento clínico, o psiquiatra deve considerar os acontecimentos identificados em um caso do ponto de vista clínico (fatos), valendo-se do conhecimento científico previamente acumulado (*episteme*) e das habilidades específicas de entrevista e manejo da situação clínica (*techné*). E cada uma dessas dimensões está investida de valores, ou seja, de preferências de maior ou menor importância que variam de acordo com a subjetividade do psiquiatra em questão. Para que esse julgamento clínico seja adequado, algumas virtudes se mostram necessárias.

Tendo esse modelo em vista, o livro foi estruturado para melhor explorar cada uma das questões envolvidas no julgamento clínico. Enquanto o Capítulo 1 delineia os contornos gerais da pesquisa realizada, o Capítulo 2 apresenta os fatos que caracterizam a psiquiatria em sua dimensão técnico-científica.

Para isso, será importante recuperar a constituição da psiquiatria como especialidade médica, a natureza dos transtornos mentais e as bases epistemológicas do conhecimento psicopatológico, e tudo isso com ênfase em seus principais problemas. Assim, pretende-se recuperar o arcabouço histórico-epistemológico que permeia as práticas psiquiátricas de modo a contextualizar as dificuldades geradas pelos casos clínicos concretos.

Já os valores que permeiam tanto o conhecimento científico quanto as habilidades exigidas pela profissão são explorados no Capítulo 3. Para tanto, é apresentada a ideia de que valores influenciam desde as categorias nosológicas sistematizadas nos manuais internacionais até os fatores levados em consideração na conduta assistencial. Também é aqui evidenciada a interdependência entre a perspectiva ética e a ação moral dos agentes, o que, enfim, qualifica a tomada de decisão como paternalismo forte ou fraco.

O Capítulo 4 é dedicado às virtudes, isto é, às qualidades necessárias ao psiquiatra para que considere toda a complexidade da matéria psiquiátrica em sua decisão. São lembradas nesse momento virtudes como a confiabilidade, a franqueza, a honestidade, a empatia e outras, que serão importantes nos exercícios de julgamento clínico e na tomada de decisão.

No Capítulo 5 é, enfim, apresentado o dilema moral central para o presente trabalho: as internações involuntárias. Em primeiro lugar, são recuperados os principais elementos normativos e regulatórios da atividade do psiquiatra no Brasil, em especial a Lei n. 10.216 no contexto da remodelação do atendimento em saúde mental em decorrência da reforma psiquiátrica. Em seguida, são explicitados os conceitos, os critérios e os limites para a intervenção terapêutica em um paciente que apresenta risco à saúde. E, por fim, aponta-se o fato de que esses casos constituem um tema "complexo e sensível" (Schraiber; d'Oliveira; Couto, 2009), o qual merece um tratamento mais cuidadoso.

Os Capítulos 6 e 7 trazem os excertos e a análise das entrevistas realizadas com os residentes em dois momentos, respectivamente: o exercício de julgamento clínico, no qual os entrevistados expressam suas opiniões e posicionamentos práticos sobre os casos apresentados; e as experiências profissionais, nas quais esses mesmos psiquiatras relatam vivências pessoais e profissionais que balizaram suas decisões. No Capítulo 8 e no Capítulo 9, os resultados são interpretados, respectivamente, com base nos tipos de raciocínio e de racionalidades, permitindo compor *tipos ideais* (Weber, 2001) de psiquiatras segundo a racionalidade que adotam no *campo* (Bourdieu, 1996; 2003; 2013) da psiquiatria.

Assim, pode-se dizer de antemão que a pesquisa foi desenvolvida por meio de uma matriz interdisciplinar, tal qual outros trabalhos na área da Saúde Coletiva (Schraiber, 1993; 2008; Ayres, 2001; 2004; 2007), considerando tanto a literatura que examina a dimensão técnico-científica da prática em medicina e psiquiatria quanto os estudos propriamente das humanidades que forneceram as bases teóricas para tal literatura.

Acredita-se que essa abordagem interdisciplinar sirva à proposta de pesquisa de que a inter-relação entre as dimensões técnico-científicas e valorativas estaria coadunada ao exercício do julgamento clínico. Conforme se busca mostrar nas considerações finais, isto é, no Capítulo 10, tal interdependência entre essas dimensões faria da prática psiquiátrica uma atividade singular em relação às outras áreas da medicina, pois exige dela um corpo de conhecimentos práticos e teóricos que, ao mesmo tempo, extrapola o campo das ciências biomédicas sem deixar de se constituir como uma especialidade médica.

Situações de conflito

Situações clínicas que envolvem dilemas éticos são comuns à atuação de qualquer médico. No entanto, tais conflitos são tratados em geral na literatura científica à luz das normas legais e dos princípios da ética médica, ou seja, daquilo que se deve e do que se pode fazer enquanto responsável pelo paciente em algum caso clínico concreto. Já as situações de conflito "à beira do leito" (Figueiredo, 2001) ou na "cabeceira do doente" (Durand, 2003) – nas quais um dilema se instala sem ter uma única saída correta do ponto de vista ético e clínico (por isso chamadas de ética clínica) – são menos exploradas em seu potencial de aprendizagem e melhora das práticas profissionais.

Consonante a essa visão mais restritiva dos problemas éticos do trabalho em saúde, o tema costuma ser tratado nos diversos programas de residência médica em aulas ministradas por especialistas em bioética, os quais com frequência não conhecem os pormenores do trabalho do psiquiatra. Por isso, é comum que as questões específicas da psiquiatria sejam relegadas a um segundo plano na formação do psiquiatra, ficando a cargo dos especialistas em psiquiatria forense suprir essa fragilidade de formação de seus residentes.

Além desses limitadores de formação, o psiquiatra inicia sua carreira profissional com pouca maturidade emocional para lidar com a complexidade do seu trabalho, o que faz muitas vezes com que o início da profissão seja especialmente penoso em termos individuais (Sullivan, 1983). Geralmente, a inserção do psiquiatra recém-formado no mercado de trabalho se dá por meio de plantões em prontos-socorros gerais ou psiquiátricos, Unidades Básicas de Saúde (UBS) e Centros de Atenção Psicossocial (CAPS), e nesses, em particular, a tomada de decisão é habitualmente compartilhada com membros da equipe multidisciplinar, o que não deixa de configurar uma grande responsabilidade para o profissional.

A despeito das diferenças entre os dispositivos de saúde, inevitavelmente o psiquiatra vai se deparar com dilemas éticos em relação à melhor conduta terapêutica, diante dos quais deverá considerar, entre outros fatores, o diagnóstico, a gravidade, os riscos e o contexto sociocultural do paciente. Entre esses dilemas, a decisão da internação involuntária traz consigo maiores riscos profissionais. Caso o psiquiatra, por exemplo, opte pela internação do paciente, poderá eventualmente ser acusado criminalmente de cárcere privado, se o paciente ou sua família entenderem que a internação não era necessária. Caso opte, todavia, pela não internação, e o paciente cometa um ato de agressão a si mesmo ou a terceiros, o psiquiatra poderá também responder por responsabilidade civil. E, mesmo deixando de lado essas possíveis consequências dramáticas, cada caso de internação involuntária instaura um dilema moral em um nível bem mais fundamental: deve o médico priorizar o respeito à autonomia do paciente que não quer ser internado ou o benefício que ele julga ser o melhor para o seu paciente, mesmo que à sua revelia?

Investigar essa tomada de decisão exige conhecer e refletir não apenas sobre os aspectos teóricos da formação profissional do psiquiatra, mas também sobre as vivências individuais, as crenças e os valores que moldam sua perspectiva ética e que têm impacto direto no seu julgamento clínico e no processo decisório. O presente trabalho buscou fazer isso examinando uma amostragem composta por psiquiatras jovens, a qual permitiu que se avaliasse toda uma geração de profissionais formados quinze anos depois da implementação da Lei n. 10.216, de 6 de abril de 2001, que consolidou os parâmetros legais da reforma psiquiátrica no Brasil.

A partir da premissa de que a decisão do psiquiatra não ocorre por decorrência de um julgamento clínico puramente objetivo, isto é, com base apenas em seus conhecimentos teórico-científicos, mas que está subordinada a um exercício de subjetividade bem mais complexo, perseguiu-se nesta obra, como objetivo geral, entender que fatos, valores e virtudes concorrem para a tomada de decisão nos casos que envolvem dilemas éticos encapsulados numa situação-limite, apesar de corriqueira: a internação involuntária.

Escolha dos entrevistados

Tendo como principal instrumento de produção de dados empíricos a realização de entrevistas semiestruturadas com médicos residentes do último ano de Psiquiatria em um dos principais centros de educação e pesquisa médica do país, as entrevistas serão apresentadas preservando o anonimato dos entrevistados: não será informado o ano em que foram realizadas as entrevistas e os residentes receberam por parte do pesquisador nomes fictícios para evitar a identificação desses profissionais.

O currículo da residência médica na instituição em questão segue os padrões gerais da formação especializada em psiquiatria: é composto por atividades de atendimento supervisionado em ambulatórios, pronto-socorro (interconsulta) e enfermaria/hospital-dia. Os dois primeiros anos são, via de regra, de formação básica na especialidade, em geral começando pelos casos internados, próprios e de interconsultas com outras áreas clínicas da prática hospitalar, e depois passando para experiências propriamente ambulatoriais de prática. No terceiro ano, por fim, é permitido ao residente desenvolver atividades com maior autonomia profissional, incluindo práticas de subespecialidades. Também de modo geral, os psiquiatras em formação atendem a aulas de Psicopatologia e atividades de Psicoterapia – nesse caso, na forma de atendimento e supervisão por assistentes de diferentes linhas teóricas (psicanálise, psicologia analítica e psicodrama). Há na formação, ainda, espaços livres preenchidos com atividades escolhidas pelo residente. Assim, os psiquiatras residentes costumam ter contato com a literatura das diferentes matrizes psicopatológicas e cada residente pode privilegiar o aprendizado de determinadas teorias e práticas, dependendo de seu interesse.

A pesquisa qualitativa foi escolhida pela possibilidade de uma exploração mais densa e vertical desses psiquiatras em seus "exercícios de subjetividade" (Schraiber, 1995), proporcionando uma compreensão ou "explicação em profundidade" (Deslandes; Assis, 2002). Conforme Minayo e Sanches, o método qualitativo, além de ser particularmente apropriado para os estudos das subjetividades, "permite aprofundar a complexidade dos fenômenos, fatos e processos particulares e específicos de grupos mais ou menos delimitados em extensão" (Minayo; Sanches, 1993, p. 247) para "compreender, interpretar e dialetizar" os resultados obtidos (Bardin, 2011).

A produção de dados foi realizada a partir de duas atividades realizadas com cada sujeito participante da pesquisa. A primeira delas correspondeu a uma entrevista enfocando os meandros do processo de julgamento clínico de dois casos previamente estruturados e apresentados para receberem a devida conduta médica por parte dos entrevistados. Essa atividade foi denominada exercícios de julgamento clínico. A segunda dessas atividades consistiu na coleta de depoimento pessoal sobre as experiências do entrevistado ao longo de sua formação profissional. A atividade foi denominada experiências profissionais.

Para a primeira atividade, foram apresentados por escrito dois breves casos clínicos para julgamento clínico do participante, simulando ser ele o psiquiatra responsável. Para dar maior veracidade, os casos clínicos foram elaborados a partir da experiência cotidiana do trabalho do psiquiatra em geral, e podem dizer respeito a consultórios, hospitais ou prontos-socorros, tanto públicos quanto particulares, sendo provável, inclusive, que o psiquiatra residente já tivesse se deparado com casos e dilemas semelhantes. Nenhuma informação adicional foi concedida no momento da realização dessa atividade da produção dos dados empíricos da pesquisa de campo, sendo apenas mais bem explicado algum termo utilizado nos casos quando perguntado. Em alguns casos, houve alguma hesitação em relação à conduta a ser tomada, mas, ao final do exercício, todos responderam se internariam ou não os pacientes ficcionais.

Após a leitura de cada um desses casos, procedeu-se à entrevista focalizada (Merton; Kadall, 1946 *apud* Flick, 2009), na qual foi perguntado ao entrevistado quais haviam sido as suas impressões iniciais sobre o caso, a proposta de conduta terapêutica (internação involuntária ou alta) e, por fim, os motivos que o levaram a determinada conclusão. Esse mesmo roteiro foi seguido no primeiro e segundo casos clínicos, de modo independente.

Concluído o exercício de julgamento clínico, passou-se para as experiências profissionais. Nessa segunda atividade, foram abordados os seguintes blocos temáticos: idade, estado civil, naturalidade, religião; escolha da profissão e especialidade, assim como influência de familiares médicos e/ou psiquiatras; interesses individuais e características de personalidade; ideologias políticas e repertório cultural; principais interesses desenvolvidos durante a faculdade e residência em Psiquiatria; exercício profissional (consultório, UBS, CAPS e plantões externos); interesse por temas específicos de estudo em psiquiatria; produção de conhecimento científico associado a grupos de trabalho; concepções de boa prática em psiquiatria e ideal de profissão.

Após a fase de entrevistas, foram realizadas a transcrição e a conferência das entrevistas. Dos 20 residentes previstos, foram obtidas 17 entrevistas, cada uma em média com uma hora e meia de duração. Três convidados não responderam ao convite feito por e-mail e optou-se por não insistir ou repetir o convite. As entrevistas foram feitas pelo próprio pesquisador fora da instituição de ensino, em local de adequada privacidade aos entrevistados. O áudio das entrevistas foi captado simultaneamente por dois equipamentos, um gravador portátil simples e o gravador do aparelho de celular do pesquisador, evitando-se, assim, a perda de dados.

A partir dos dados produzidos, foi realizada a delimitação dos principais conteúdos em categorias temáticas (Bardin, 2011; Turato, 2013), as quais foram analisadas e interpretadas de forma hermenêutica na busca de uma síntese compreensiva das experiências profissionais, o que permitiu a construção de *tipos ideais* (Weber, 2001) de psiquiatras e de análise do *habitus* e do *campo* (Bourdieu, 1996; 2003; 2013) da psiquiatria, conceitos esses explicitados adiante.

De modo sintético, inspirado pelo modelo quadripolar de Bruyne, Herman e Schoutheete (1977), pode-se dizer que a pesquisa teve como referencial epistemológico, isto é, como função de vigilância crítica do trabalho, a *fenomenologia*. Para a produção de dados (polo técnico), foram utilizadas *entrevistas semiestruturadas*. No polo morfológico, que permite a estruturação do objeto de estudo, foram utilizadas as categorias temáticas de Bardin, os conceitos de *tipos ideais* de Weber (2001) e de *campo* de Bourdieu (1996; 2003; 2013), acrescidos daqueles sobre o trabalho em medicina, com ênfase na esfera do exercício clínico da profissão. Por último, entre as referências teóricas (polo teórico), o paradigma foi interdisciplinar, tendo sempre como eixo principal a prática psiquiátrica.

Casos clínicos

O primeiro dos casos clínicos apresentados é o de uma mulher jovem, atendida em um pronto-socorro e com quadro psicopatológico inespecífico e sem diagnóstico prévio. O segundo caso diz respeito a um homem de meia-idade, atendido em uma Unidade Básica de Saúde (UBS) com quadro sintomático e histórico de diagnóstico prévio de transtorno mental com uso irregular de medicamentos. Os dois casos trouxeram situações nas quais são imaginados pacientes diferentes quanto a gênero, cor, origem socioeconômica, idade, histórico psiquiátrico, acompanhamento familiar, *settings* de atendimento e filosofia. Em comum, apenas o fato de que ambos os pacientes recusavam a internação voluntária, instaurando, assim, o dilema ao psiquiatra: internar involuntariamente ou dar alta para o paciente, propondo seguimento ambulatorial?

Caso clínico I

Mulher, 23 anos, branca, formada em Ciências Sociais, não trabalha, solteira, mora em Pinheiros com os pais (ambos engenheiros), tem um irmão mais novo.

Desde a adolescência, apresenta comportamento intempestivo, com rupturas frequentes das relações amorosas. Culmina usualmente com ameaças de suicídio, chegando a ser levada ao pronto-socorro por duas vezes (última vez há um ano, após término de namoro). Nunca chegou a colocar em risco sua vida durante tais ameaças.

Apesar da boa condição cognitiva, teve dificuldades em concluir a faculdade, chegando a ser quase jubilada "por faltas". Queixava-se sempre dos professores e dos colegas, alegando que vive numa "sociedade injusta", na qual todos são hipócritas, e que gostaria de morar "numa praia, vendendo água de coco", porém, nunca se planejou para isso.

Apresenta também histórico de abuso de álcool, colocando sua vida em risco quando dirigia alcoolizada. No entanto, os pais retiraram seu carro e, desde então, anda somente de táxi. Quando chega alcoolizada em casa, acorda a todos fazendo sempre as mesmas queixas contra a família e a sociedade.

Já fez tratamento psiquiátrico em uso de quetiapina 300 mg, venlafaxina 150 mg e clonazepam 4 mg, porém, faz uso irregular das medicações. Diz não tomar as medicações há pelo menos três meses, data da última consulta. Também fez psicoterapia em diversos momentos da vida desde a adolescência, abandonando o tratamento após poucos meses. Nunca esteve internada em hospital psiquiátrico e não tem problemas clínicos de saúde.

Chega hoje, às 3h da madrugada, ao pronto-socorro psiquiátrico onde você está de plantão. Amigos contam que ela estava no bar e, após uma discussão com um "paquera", ameaçou suicidar-se: saiu correndo, dizendo que se jogaria de uma ponte. Um amigo conseguiu segurá-la e, mesmo após muita conversa, ela insistia que não aguentava mais viver assim e que já estava decidida a se matar. Por isso, foi levada ao pronto-socorro pela melhor amiga.

Os pais foram acionados, porém, estão em viagem no exterior junto com o irmão e inacessíveis por telefone. Também não há ninguém da família na cidade. A paciente não apresenta sinais de embriaguez (há três horas não ingere álcool). Não está agitada, não apresenta polarização do humor nem alterações do juízo de realidade. Não fala em suicídio neste momento. Não faz interação visual e não quer conversar com ninguém da equipe, sendo o diálogo sempre mediado pela amiga que a acompanha. Essa última se compromete a ficar ao lado da paciente o tempo todo em sua casa até os pais voltarem e também não concorda com a internação, mesmo sabendo do risco de suicídio.

Caso clínico II

Homem, 53 anos, negro, operador de máquina industrial, casado (três filhos), morador da periferia de São Paulo. Pais moram fora de São Paulo.

Desde o início da idade adulta, apresenta quadros intermitentes com duração variada de agitação psicomotora, humor irritável, poucas horas de sono, sentimentos de grandeza. Na adolescência, não apresentava qualquer alteração de comportamento. "Sempre foi responsável e trabalhador", segundo a esposa, casada com ele há 30 anos, "mas quando entra em surto fica extremamente agressivo e ninguém consegue segurá-lo". Já chegou às vias de fato com um vizinho por motivos fúteis, tendo o último feito um boletim de ocorrência na delegacia. Nunca agrediu a esposa e os filhos.

Faz tratamento na UBS em que você é o novo psiquiatra. Vinha em uso de carbamazepina 400 mg, clorpromazina 100 mg, haloperidol 5 mg e, segundo as anotações do prontuário, o diagnóstico é de F29 (CID-10). Apesar de aderir ao tratamento, quando está em crise quer decidir quais medicações tomar e se queixa muito da perda do apetite sexual. Tem um tio que sofre dos mesmos problemas e que já esteve internado em hospital psiquiátrico. Não há relatos de abuso de álcool ou drogas.

A família está assustada e acha que essa crise está "mais forte" do que de costume, pois o paciente ameaça matar o tal vizinho com quem já teve problemas. Os familiares insistem na internação hospitalar, alegando que "não há condições de cuidar dele em casa".

O paciente se mostra irritável na entrevista, fala bastante sobre seu trabalho e a respeito dos problemas com o vizinho, de quem "não gosta" e que "não merece estar vivo", nunca deixando claro o motivo. No entanto, mostra respeito pelo médico (você) e é afetivo ao contato. Não acha que precisa de tratamento ("sou desse jeito mesmo e me sinto feliz assim"), mas aceita tomar medicação, desde que não fique internado e possa voltar ao trabalho, pois diz que sem ele "a empresa não anda".

2. Fatos: o conhecimento psiquiátrico e seus limites

> *Erraríamos a constituição de um mundo da experiência se elegêssemos como paradigma o âmbito objetual do conhecimento científico e não percebêssemos que a ciência está enraizada no mundo da vida e que este mundo da vida constitui o fundamento de sentido da realidade cientificamente objetivada. À teoria da constituição do conhecimento da natureza tem que anteceder, portanto, uma teoria do mundo da vida [...].*
>
> Habermas, 1989 (tradução livre)

A psiquiatria como especialidade médica: a questão histórica

Ainda que a história da loucura se confunda com a própria história da espécie humana (Pessotti, 2012) e que suas várias formas tenham sido descritas desde a Antiguidade (Reynolds; Wilson, 2014), a sistematização moderna do estudo das doenças mentais por médicos ocorreu apenas na virada do século XVIII para o XIX, quando Pinel passou a estudar e classificar os pacientes no Hospital Bicêtre em Paris (Bercherie, 2014; Pinel, 2007; Pessotti, 2012; Pereira, 2008).

A psiquiatria pode ser considerada uma das primeiras individualizações no interior da medicina, estabelecendo-se como ramo ou área de estudo e prática ainda no século XIX (Neves, 2012). Na Alemanha, a palavra "psiquiatria" (*Psychiatrie*) aparece por volta de 1808 e logo, em 1811, é fundada a primeira cadeira em universidade, enquanto na França isso ocorreria apenas em 1882 (Neves, 2012). Nascia ali uma raiz histórica do que somente nos anos de 1940 viria a formar as especialidades médicas, como conhecidas atualmente na medicina (Schraiber, 1993).

A busca por um método rigoroso de observação e descrição dos transtornos mentais já revelava a pretensão da psiquiatria de se inserir no campo científico da medicina, e também o seu vanguardismo em termos de especificidade como área de conhecimento e prática. Isso não excluía grandes dificuldades para se constituir como especialidade com os mesmos requisitos de outras áreas da medicina, um movimento pendular que produz ecos até os dias de hoje.

Em um curso no Collège de France, Foucault (2006) debruçou-se sobre aquilo que considerava a apropriação médica da loucura no século XIX, feita a partir da crise da medicina clássica e do desenvolvimento da anatomia patológica, o que foi chamado por ele de "poder psiquiátrico". Argumentava ele que a psiquiatria teria se valido do "diagnóstico absoluto" (ter ou não ter doença mental, independentemente do diagnóstico diferencial) e da ausência de corpo (por falta de substrato anatômico para as doenças mentais) para constituir a si mesmo como uma área médica em plena crise da medicina clássica. A partir daí, o interrogatório (anamnese) psiquiátrico, constituído pela pesquisa das hereditariedades, pródromos, sintomas e confissão central, passaria da confissão como se dava antes da modernidade e traduzida pela expressão "dê o seu sintoma e eu removerei sua culpa" para o inquérito, isto é, um recordatório positivamente instigado e perseguido pelo médico, característico do nascimento da clínica moderna em geral. Essa passagem mostra a constituição da psiquiatria como área da medicina e campo hegemônico do saber sobre a loucura, colocando tal condição do comportamento humano sob a égide do "poder médico".

No século XIX, com a progressiva urbanização e a consolidação dos Estados nacionais soberanos, julgava-se necessário exercer algum tipo de controle cada vez maior sobre as pessoas, o que dá origem, por exemplo, à polícia e, *ipso facto*, a uma polícia médica na qual os alienistas tinham um papel-chave (Lantéri-Laura, 1994; Castellana; Barros, 2012). Machado (1978) aponta que, nessa época, o médico "não é apenas alguém que possui uma técnica, conhece os grandes tratados teóricos, observa e, portanto, detém um saber. É também uma autoridade, alguém que intervém: decide, executa, fiscaliza, pune" (Machado, 1978, p. 258).

Descrições clássicas que imputavam o comportamento antissocial a uma espécie de "loucura com lucidez" (expressos, por exemplo, nos diagnósticos de *monomania* de Esquirol, *mania sem delírio* de Pinel ou *insanidade moral* de Prichard) eram a regra da ciência na Europa à época e influenciaram os psiquiatras brasileiros no século XX (Pacheco, 2003; Peres, 2012). Essa dimensão histórica dos diagnósticos é fundamental para entender o alienismo no Brasil: em face à loucura-perigo, era necessário que a polícia médica agisse "contra aqueles que circulam livremente nas ruas, que podem enfurecer-se e repentinamente cometer atos homicidas" (Peres, 2012, p. 377). A interdependência entre as demandas da sociedade e o estabelecimento da especialidade revela a estreita interface entre a saúde mental e os contextos sociais, a qual permanece em alguma medida até os dias de hoje, a despeito das mudanças nas nosografias e do avanço nos tratamentos.

No Brasil, segundo Venâncio (2003), adotou-se um modelo inspirado inicialmente na psiquiatria asilar francesa, a qual estava fundamentalmente preocupada com a reorganização social por meio da assistência. O modelo francês distinguia-se drasticamente da psiquiatria biológica alemã, na qual a ênfase estava na busca pelas causas orgânicas da doença mental em instituições não asilares, sendo por isso considerada "a primeira psiquiatria biológica" (Venâncio, 2003, p. 884). O primeiro hospital psiquiátrico do Brasil, o Hospício D. Pedro II, foi inaugurado em 1852 e, em 1890, renomeado como Hospital Nacional de Alienados. Tratava-se de uma instituição orientada por um modelo híbrido entre as duas tradições psiquiátricas, cuja produção científica remetia aos alemães, enquanto o dia a dia no asilo fazia referência aos franceses.

O ensino regular de psiquiatria oferecido aos médicos generalistas teve início em meados de 1890 com Teixeira Brandão, o qual ocupava a cadeira de "Doenças Nervosas e Mentais" na então Universidade do Brasil (Neves, 2012).

Em 1936, a psiquiatria foi estabelecida como cadeira na FMUSP, sob os cuidados de Antônio Carlos Pacheco e Silva. Apesar disso, a prática da psiquiatria já estava presente em São Paulo e era exercida por sujeitos de destaque como Homem de Mello e Franco da Rocha, este último fundador e responsável pelo Hospital do Juquery, inaugurado em 1898.

Assim como na Europa, a constituição da psiquiatria no Brasil esteve o tempo todo entrelaçada com as demandas da sociedade. Como lembra Venâncio (2003), citando Russo (1993):

> *É possível, portanto, afirmar que a medicina legal foi praticamente o berço da psiquiatria brasileira. Esta raiz comum que une as duas especialidades não é de modo algum fortuita. As relações de proximidade e conflito entre a medicina legal e a psiquiatria demonstram de forma exemplar a importância do discurso médico em geral, e do psiquiátrico em particular, na definição das questões políticas fundamentais para a nova sociedade que emergia. (p. 9)*

Um exemplo claro desse imbricamento entre psiquiatria e questões político-sociais está no trabalho de Costa (2006), no qual é mostrado como a Liga Brasileira de Higiene Mental apoiou ideias eugenistas nos anos de 1920 e 1930 com o propósito de prevenir os transtornos mentais (algo tido como normal no contexto da época): "comparados a muitos psiquiatras atuais, aparecem como homens apaixonados pelo exercício da profissão" (*Ibidem*, p. 6). A partir disso, o autor concluiu que "a Psiquiatria está inevitavelmente comprometida com o social, queiram ou não os psiquiatras" (*Ibidem*, p. 7).

Tais elementos históricos são fundamentais para se compreender o contexto sócio-histórico em que se insere o trabalho do psiquiatra atualmente (Shorter, 2008; Porter, 2002; Beer, 2009), especialmente diante das rupturas e permanências históricas de seus referenciais teóricos e de suas práticas (Bertolli, 2017). A tensão entre as dimensões natural-biológica e histórico-social, presentes na história da constituição da psiquiatria enquanto campo de atuação médica, permanece nos dias de hoje tanto nas abordagens diagnósticas quanto na conduta assistencial (Singh; Singh, 2004).

A natureza dos transtornos mentais: a questão epistemológica

Dada a complexidade do conhecimento dos processos de saúde e doença, é necessário que se estabeleçam as bases epistemológicas desses conceitos. Conforme aponta Ayres (2007), apoiando-se em Schraiber (1997),

> *as dimensões éticas, morais e políticas inexoravelmente presentes nas práticas de saúde [...] precisam "sair da sombra" e se tornar, a seu modo próprio, parte ativamente presente e valorizada na produção e aplicação de conceitos e técnicas. (p. 51)*

Conforme lembra Urquiza (1991), a doença no século XXI não pode mais ser considerada como um "fenômeno ontológico", tal qual era entendida no século XIX, quando "descrevê-la significa conhecê-la". É preciso ir mais fundo e conhecer as bases epistemológicas que sustentam as próprias noções de saúde e doença.

Essa distinção conceitual tem implicações práticas na sociedade, pois é a partir dela que são constituídos o saber e o campo de atuação dos psiquiatras (Varga, 2011). Um exemplo claro disso foi a discussão sobre a inclusão ou não do diagnóstico de homossexualidade no Manual Diagnóstico e Estatístico de Transtornos Mentais (DSM) nos anos 1970 – o diagnóstico foi excluído por votação apertada, após amplo debate, somente em 1973 (Zachar; Kendler, 2012). De acordo com Henry Ey (*apud* Costa e Silva, 1979),

> *a Medicina em geral, e a Psiquiatria em particular, como ciências diacríticas onde o diagnóstico constitui um elemento fundamental de trabalho, são epistemologicamente baseadas sobre o julgamento primordial da diferença entre o normal e o patológico. (p. 512)*

Ainda segundo o eminente psiquiatra francês, os problemas filosóficos decorrentes do dualismo cartesiano entre mente e corpo levaram ao "dilema psiquiatricida", o qual poderia ser resumido numa única pergunta:

"A Psiquiatria seria uma Ciência da natureza ou uma Ciência do homem?" (Costa e Silva, 1979, p. 509). Sua teoria organodinamicista pretendia dar conta justamente do encontro entre essas fronteiras nos transtornos mentais, ainda que dentro de uma perspectiva médica.

Para escapar desse dilema psiquiatricida, seria necessária uma compreensão do fenômeno dos transtornos mentais em toda a sua complexidade, escapando de reducionismos fundados, seja nas ciências humanas, seja nas ciências da natureza.[1]

No primeiro caso, o reducionismo é bem representado pela tese de Szasz (1961), que defendia a ideia de que as doenças mentais seriam um mito. Essa tese surgiu no contexto do movimento antipsiquiatria dos anos 1960 e 1970 (Bezerra Jr., 2014) e criticava os abusos cometidos pelos psiquiatras. Nela, o autor dizia que enquanto doenças verdadeiras apresentariam alterações estruturais no corpo, a ausência de marcadores biológicos nos transtornos mentais evidenciaria que eles não existiriam na realidade (ou, ao menos, que esses transtornos não teriam o mesmo estatuto das doenças definidas pela medicina). Já no segundo caso, a defesa do contrário, isto é, da tese de que a psiquiatria seria uma ciência da natureza, produziria a crença de que as causas biológicas dos transtornos mentais ainda serão devidamente comprovadas, como proposto pelo projeto Research Domain Criteria (RDoC), mais bem discutido adiante.

Apesar de diametralmente opostos, ambos os reducionismos têm implícito o pressuposto de uma racionalidade biomédica que buscaria as causas dos comportamentos humanos.

A racionalidade biomédica, de acordo com o grupo Projetos Racionalidades Médicas, coordenado por Madel Luz, pode ser definida como:

> um sistema lógica e teoricamente estruturado, composto de cinco elementos teóricos fundamentais, quais sejam: a) uma morfologia ou anatomia humana; b) uma fisiologia ou dinâmica vital

---

[1] A origem dessa dualidade nas ciências em geral é discutida por Simanke (2009) em artigo sobre essa dimensão híbrida na psicanálise.

*humana; c) um sistema de diagnósticos; d) um sistema de intervenções terapêuticas; e e) uma doutrina médica. (Camargo Jr., 2005, p. 178)*²

Camargo Jr. (2005) propõe que a racionalidade médica foi constituída a partir de três eixos centrais ao longo dos séculos XVIII e XIX: semiológico, cuja base é a clínica e que é centrado no *caso*; morfológico, cuja base é a anatomopatologia e no qual se procura a *lesão*; e, por fim, explicativo, cuja base é a fisiopatologia e no qual se busca a *causa* da doença.

No que diz respeito à psiquiatria, lesões anatomopatológicas não são normalmente identificadas nos transtornos mentais e as causas fisiopatológicas não são encontradas nos exames clínicos (Busatto Filho, 2006). A evolução tecnológica que permitiu à medicina como um todo mudar a compreensão etiopatogênica das doenças e a racionalidade que a caracteriza não tiveram o mesmo desfecho na psiquiatria até hoje, a despeito da evolução nos tratamentos. Por isso, a semiologia psiquiátrica (mais especificamente, a psicopatologia centrada na descrição do caso) continua sendo o eixo que guia os diagnósticos de transtorno mental, conforme atesta o DSM-5 e a Classificação Internacional de Doenças, em sua décima edição (CID-10).

A importância das bases histórico-epistemológicas nas práticas de saúde foi estudada pelo filósofo e médico francês Georges Canguilhem (1904-1995), cujo pensamento é de atualidade singular para a compreensão do debate que circunda o conceito de transtorno mental (Ayres, 2016; Serpa Jr., 2003; Franco, 2009; Safatle, 2011; Buchanan, 2007). A partir de sua compreensão da patologia em geral, Canguilhem defendia que, ao contrário do conceito de normalidade, o qual pressuporia uma noção de fato estatística, o estado patológico seria marcado pela perda da "normatividade" em relação ao meio, isto é, da

---

2   Também é a partir dessa conceituação que Madel Luz faz uma distinção entre a noção de "sistema médico" e a de "práticas terapêuticas", diferenciando, assim, intervenções de cura baseadas em experiências de agentes curadores (os quais não necessariamente são médicos) daquelas intervenções cuja base reside em um sistema médico de explicação. Desse modo, leva-se em conta que há nas práticas médicas contemporâneas mais do que um sistema médico legitimado e operando na vida social: além da medicina biomédica, adotada pela maioria dos médicos, existem outras medicinas e diversas práticas de cura em circulação nos espaços sociais.

capacidade do indivíduo de estabelecer suas próprias normas em relação ao meio em que viveria, adaptando-se a condições desfavoráveis. Assim, "o patológico não é o anormal, mas o normal de uma normatividade inferior" (Canguilhem, 2009, p. 156). Por conseguinte, a definição de saúde e doença torna-se dependente da experiência de vida do doente em dado contexto social e de acordo com o qual a doença anunciará os limites do corpo. Como lembra Ayres (2016), Canguilhem postulava a "definição de saúde como capacidade de resposta às infidelidades do correr da vida que vão pondo à prova o valor prático de nossos processos físicos e mentais" (p. 142).

A aproximação entre o físico e o mental é outra característica do pensamento de Canguilhem (Franco, 2009). O médico-filósofo reconhecia que os psiquiatras (de cujos estudos ele se valia para desenvolver seu argumento de indistinção entre a medicina somática e a psíquica) tinham se dedicado mais ao tema da separação entre normal e patológico do que os médicos em geral, e nisso citava a influência de Lagache, Jaspers, Minkowski e Henri Ey (Garcia, 2016). Sobre esse problema, de acordo com Schneider (1976 *apud* Banzato, 2000), a psiquiatria não podia falar em enfermidade tal qual a medicina justamente pela ausência dessas características.

> *O conceito de enfermidade é para nós, principalmente na Psiquiatria, um conceito rigorosamente médico. Enfermidade em sentido próprio existe apenas na esfera somática, e só chamamos as anomalias psíquicas de "mórbidas" quando podem ser reconduzidas a processos orgânicos mórbidos. (p. 29)*

Em razão disso, a expressão *doença mental* tornou-se inadequada, já que remeteria à ideia de uma causalidade bem estabelecida, como a presença de lesões anatomopatológicas (Schwartz; Wiggins, 2004). Nas palavras de Serpa Jr. (2007a),

> *se tal concepção de doença pode dar a impressão – ilusória – de satisfazer as condições de possibilidade de exercício de uma medicina somática, ela não dá conta das exigências de uma Psicopatologia, já que esta é a subjetividade em sua inteireza. (p. 209)*

Ainda que os diagnósticos e terapêuticas estabelecidos na clínica atendam, pelo menos parcialmente, aos objetivos propostos e almejados de redução de sintomas, os modelos para explicar os fenômenos mentais são provisórios e apontam para a complexidade do problema (Serpa Jr., 2002). A despeito da evolução dos tratamentos em bases biológicas por meio da psicofarmacologia, a dificuldade em definir as causas dos transtornos mentais em parâmetros biológicos e sua aposta na fisiopatologia (Banzato, 2004; Pereira, 2014) persiste como o calcanhar de Aquiles da psiquiatria.

A esse respeito, é importante notar que apenas os quadros que apresentam base etiológica bem estabelecida podem ser considerados propriamente orgânicos na psiquiatria, como nos transtornos associados a traumatismos cranioencefálicos ou doenças sistêmicas. Por isso mesmo, convencionou-se evitar os termos "doença mental" e "enfermidade mental", sendo cunhado o termo "transtorno mental" para distingui-los das demais doenças clínicas, que têm etiologia estabelecida.[3]

A respeito desse debate, cabe aqui um aprofundamento, já que não é usual na língua portuguesa a distinção entre os termos doença, patologia e enfermidade, que em inglês (*sickness*, *disease* e *illness*) revelam fenômenos conceitualmente diferentes.

Boorse foi um dos defensores dessa distinção e fez a defesa dela em um artigo polêmico publicado em 1975. Fazia isso a partir da ideia de que a saúde consistiria na ausência de doença; a saúde poderia assumir a forma de doença na dimensão teórica, enquanto numa dimensão prática tornava-se uma enfermidade. Para Boorse, a doença seria aquilo que funcionaria contrariamente à natureza, enquanto a enfermidade seria uma doença biológica com efeitos incapacitantes e, por isso, indesejável, exigindo tratamento imperativamente

---

3   As tentativas de explicar os transtornos mentais à luz da biologia corresponderiam ao que Canguilhem chamou de uma "ideologia científica" (Canguilhem, 2005), que Urquiza (1991) bem definiu como: "sistemas explicativos construídos com a pretensão de ciência a partir da imitação da metodologia de apreensão de objeto de uma ciência já instituída que ocupam o campo onde uma nova ciência que dê melhores provas de sua norma de cientificidade virá a se constituir" (p. 22). A rigor, de acordo com o próprio Canguilhem (2012), nem mesmo a medicina deveria ser considerada uma ciência propriamente dita, mas uma prática que se apoiaria nas ciências da vida. Por isso, evitou-se esse debate aqui, já que o objetivo principal foi procurar a especificidade da psiquiatria dentro da medicina.

e diminuindo a responsabilidade moral. Assim, fundava ele uma teoria naturalista de saúde, de caráter essencialmente descritivo e apoiada na biologia evolucionista e em oposição ao normativismo, vertente epistemológica que admite a ideia de que haveria um julgamento de valor imbuído no conceito de enfermidade. Dessa forma, para o autor, no caso dos transtornos mentais, esses apenas seriam considerados enfermidades em casos mais graves, como nas psicoses.

Até os dias de hoje, o artigo de Boorse produz debates na comunidade científica sobre a natureza dos transtornos mentais (Fulford, 2001; Varga, 2011; Wakefield, 2007). Almeida Filho e Jucá (2002) apontam a tautologia do argumento ao se entender saúde como ausência de doença e doença como ausência de saúde. Ao criticarem o naturalismo de Boorse, os autores propõem que o julgamento de valor estaria presente nas ações individuais e coletivas dos médicos.

> *As condutas dos profissionais de saúde são orientadas a partir de percepções silenciosas, sempre reveladas em atos. Dizem respeito, na realidade, a uma experiência diária, culturalmente constituída, na qual os profissionais se encontram imersos, e que se manifesta sob a forma de posições e decisões assumidas desde o âmbito clínico até o espaço mais amplo de formulação de políticas de saúde. (p. 888)*

Ainda de acordo com eles, Boorse tentou rebater diversas críticas subsequentes à sua teoria. Chegou até mesmo a rever os termos utilizados por ele, propondo o emprego de "normal" e "patológico" em vez de "saúde" e "doença", porém sem grande sucesso na adequação de sua teoria à prática clínica.

Turner (1995) ampliou essa distinção para uma matriz de três categorias: *disease, illness* e *sickness*, sendo *disease* baseada no caráter anatomopatológico das desordens (patologia); *illness* correspondente à experiência subjetiva do adoecer (enfermidade); e *sickness* referente ao adoecimento na perspectiva cultural da determinação de papéis dos doentes e das doenças dentro da sociedade (doença). Nessa distinção, é possível perceber com clareza o adoecer para além do caráter biológico, situado como um constructo social.

E, segundo o autor, enquanto os médicos lidariam com a construção das patologias (*disease*), os psicoterapeutas tratariam das enfermidades (*illness*) e os cientistas sociais buscariam compreender o adoecimento socialmente construído (*sickness*).[4]

Dentro desse debate, Kendell (1975) chamava a atenção para a questão da responsabilidade dos psiquiatras. A partir do entendimento de doença ou enfermidade (o autor não diferenciava ambos os conceitos) como desvantagem biológica, defendia ele que apenas alguns transtornos, como esquizofrenia, transtorno afetivo bipolar (TAB) e determinadas perversões, corresponderiam precisamente à doença ou enfermidade. Os psiquiatras poderiam ajudar a diminuir o sofrimento em outras condições também, porém, a psiquiatria deveria reconhecer suas limitações. Conforme Wakefield (2007), Kendell já em 1986 apontava que:

> *A questão mais importante e de maior discussão é se patologia* (disease) *e enfermidade* (illness) *são conceitos normativos baseados em julgamentos valorativos ou se são termos científicos livre de valores; em outras palavras, se são termos biomédicos ou sociopolíticos. (p. 149, tradução livre)*

Já Kendler (2016) advoga nesse debate em favor de uma posição que considera a realidade dos transtornos mentais como uma crença pragmática. O autor propõe dar maior ênfase nas categorias psiquiátricas mais amplas (*psicoses*) do que nas categorias específicas (*esquizofrenia*), ao mesmo tempo que faz uma autocrítica sobre a procura que fez durante sua carreira como psiquiatra por uma causa única da esquizofrenia.

A partir dessa concepção de Kendler, Zorzanelli, Dalgalarrondo e Banzato (2016) publicaram um oportuno debate entre o realismo e o pragmatismo no qual os dois últimos autores defendem pontos de vista diferentes sobre a natureza dos transtornos mentais. Dalgalarrondo sustenta uma posição realista, segundo a qual "os comportamentos e experiências subjetivas das pessoas que identificamos como tendo alguns transtornos mentais (de certos

---
4   A tradução adotada segue a proposta de Almeida Filho (2001).

transtornos, não de todos) independe de nossas mentes os observarem" (p. 529). Esse realismo, no entanto, considera "as categorias psiquiátricas como não homogêneas, heteróclitas, podendo tais categorias ser tipos naturais e/ou pragmáticos" (p. 534). Já Banzato adota uma posição pragmática, considerando que o diagnóstico dos transtornos mentais advém da necessidade prática de categorizá-los, já que "da realidade do sofrimento mental, não se depreende, de forma direta alguma, a realidade dos transtornos mentais" (p. 532). Para o autor, essa posição seria uma "vacina contra a reificação e o dogmatismo" (p. 536). O que é interessante ressaltar aqui é que o debate em questão é travado por dois psiquiatras que são professores universitários, titulares da mesma instituição e também pertencentes à mesma geração. Isso evidencia de maneira muitíssimo clara a presença de diferentes concepções teóricas mesmo entre psiquiatras dentro de um mesmo contexto.

Para Banzato e Zorzanelli (2014), o transtorno mental revela uma falsa dicotomia entre natureza e construção social, a qual poderia ser superada a partir de tipos práticos tal qual propostos por Zachar (2000). De acordo com os autores:

> *se uma descrição de transtorno nos permite operar na realidade clínica, prever comportamentos, fazer prognósticos e integrar tal categoria em teorias científicas que possam ser testadas, é isso que importa. Nessa perspectiva pragmática, o adjetivo "real" nada acrescentaria a tal descrição de transtorno. (p. 109)*

Essa instabilidade da nosologia psiquiátrica, isto é, a dificuldade de identificar as causas etiopatológicas dos transtornos mentais, repercute nas frequentes mudanças das nosografias (Kendler,1990), já que a ausência de explicações satisfatórias e definitivas faz com que novas definições surjam a cada publicação da CID e do DSM (Kendler; Zachar, 2008).

Diante desse problema, Wakefield (1992; 2007) propõe a reconciliação entre as duas visões por meio do conceito de *harmful dysfunction*. Para o autor, o conceito de transtorno mental repousaria nas fronteiras entre valores sociais e fatos biológicos, na qual o prejuízo (*harmful*) corresponderia à dimensão valorativa ou social e a disfunção (*dysfunction*) à dimensão científica ou factual. Gert e Culver (2004) acrescentam que deveria haver uma *distinct sustaining cause* (p. 418) que explicaria o transtorno, ou seja, somente na ausência de uma causa externa justificável para o sofrimento pessoal poder-se-ia falar em transtorno mental, o que revelaria a importância de se considerar o contexto de vida do indivíduo antes de diagnosticar um transtorno mental.

A edição mais recente do DSM-5 (APA, 2014) define transtorno mental como uma síndrome caracterizada por "perturbação clinicamente significativa na cognição, na regulação emocional ou no comportamento de um indivíduo que reflete uma disfunção nos processos psicológicos, biológicos ou de desenvolvimento subjacentes ao funcionamento mental" (p. 20).

Ao analisar essa definição, Bolton (2013) e Guimarães-Fernandes e Castellana (2019) destacam que o contexto ou ambiente sociocultural não é desconsiderado nesta definição do DSM, já que o manual afirma ainda que

> *uma* resposta esperada *ou* aprovada culturalmente *a um estressor ou perda comum, como a morte de um ente querido, não constitui transtorno mental.* Desvios sociais *de comportamento (p. ex., de natureza política, religiosa ou sexual) e conflitos que são basicamente referentes ao indivíduo e à sociedade não são transtornos mentais a menos que o desvio ou conflito seja o resultado de uma disfunção no indivíduo.* (p. 20, grifos do autor)

Para caracterizar o transtorno mental, portanto, a perturbação não deveria ser uma reação proporcional a um estresse vivenciado, culturalmente sancionada, nem corresponder unicamente a desvios sociais do comportamento.

Opondo-se ao DSM, o Research Domain Criteria (RDoC) do National Institute of Mental Health (NIMH) é um projeto americano de investigação empírica dos transtornos mentais apoiado em bases exclusivamente biológicas que tem por ambição abandonar toda e qualquer margem de subjetividade no diagnóstico dos transtornos mentais. De acordo com Zorzanelli, Dalgalarrondo e Banzato (2014), isso traria "o risco do advento de uma estranha psiquiatria sem psique e sem *pathos*" (p. 328). Ainda segundo os autores, "nessa perspectiva, o erro de origem seria a atribuição, inadvertente e implícita, de 'significado biológico' a conjuntos de sintomas" (p. 330), como se eles não precisassem ser interpretados.

O diagnóstico dos transtornos mentais não poderia, para Fuchs (2018), prescindir da avaliação da dimensão subjetiva e intersubjetiva do sofrimento, bem como suas causas não poderiam ser dissociadas da relação do indivíduo com o ambiente. De acordo com ele:

> *se, por um lado, avanços na neurobiologia contribuíram para superar modelos dualistas de doença mental, se estaria jogando o bebê fora junto com a água, caso se quisesse reconduzir por outro lado todas as formas de doença mental a processos cerebrais de maneira indiferenciada. Anomalias neurofisiologicamente (por intermédio de tecnologias de imagem) determináveis nelas mesmas não são mais do que correlativas em caráter. Nenhum destes resultados como tais poderia ser identificado como patológico sem ser relacionado com sofrimento subjetivo e distúrbios intersubjetivos. Eles só se tornam etiologicamente relevantes se eles estiverem assentados nos processos circulares abrangentes que incluem o sistema organismo-meio ambiente tanto quanto as relações interindividuais do paciente. (p. 226)*

Em virtude da dificuldade em estabelecer as bases etiológicas dos transtornos mentais em termos exclusivamente biológicos, à psicopatologia resta, enquanto ciência própria à psiquiatria, fixar as bases teóricas para o diagnóstico psiquiátrico.

Matrizes teóricas do diagnóstico: a questão nosológica

A cada edição dos manuais diagnósticos referendados internacionalmente, isto é, CID-10 (OMS, 1997) e DSM-5 (APA, 2014), diversas críticas são publicadas na literatura especializada sobre as imperfeições do diagnóstico psiquiátrico (Figueiredo; Tenório, 2002; Craddock; Mynors-Wallis, 2014; Banzato, 2004; 2009).

O termo "diagnóstico" tem origem etimológica no grego, da junção entre *gnosis* (investigação ou conhecimento) e *dia* (completa ou separada), de modo que, a partir da etimologia da palavra, o diagnóstico consistiria em um conhecimento minucioso e que separaria as partes (Sadler, 2004).[5] De acordo com Saurí (2001), diagnosticar teria fundamentalmente como objetivo "discriminar, decidir e nomear" (p. 14), oferecendo, assim, segurança a partir da fundamentação em algum saber constituído.

O diagnóstico psiquiátrico tem como base a psicopatologia, cuja fundação como ciência autônoma é atribuída a Karl Jaspers em sua *Psicopatologia geral*, lançada em 1913 (Jaspers, 2000). Metodologicamente de inspiração fenomenológica, a obra é baseada na interação entre o psicopatologista e o paciente (Messas, 2014; Rocha Neto; Messas, 2016). Para que seja realizada uma categorização diagnóstica adequada, essa interação deve resultar numa descrição precisa do que haveria de errado com o paciente (Sadler, 2004).

A categorização diagnóstica se diferiria assim da nosologia (Banzato, 2004), isto é, de uma teoria que explicaria a alteração do ponto de vista patofisiológico. De qualquer forma, a instabilidade das nosografias nos manuais diagnósticos está associada à fragilidade da nosologia na psiquiatria, já que as causas dos transtornos mentais estão baseadas em modelos explicativos sem evidências anatomopatológicas (Serpa Jr., 2002; Shackle, 1985; Radden, 2002; Bloch; Green, 2006). Isso expõe a psiquiatria a diversas críticas.

Sadler (2004), por exemplo, considera o diagnóstico psiquiátrico permeável às críticas de movimentos antipsiquiatria em função de alguns fatores: o risco de estigmatização do paciente; a medicalização ou redução dos comportamentos à ação médica, o que configuraria uma simplificação de fenômenos complexos; o poder do médico de influenciar as práticas sociais; e a

---

5 Robert Spitzer ironiza o limite do conhecimento médico e propõe outra etimologia: "diagnóstico" teria origem em *agnosis* (ausência de conhecimento) e *di* (dois), ou seja, significaria "duplamente ignorante" (Sadler, 2004). Ainda que jocosa, essa versão etimológica chama atenção para o diagnóstico como forma de comunicação entre duas pessoas que ignoram, ao menos em um primeiro momento, as causas do sofrimento: o médico não sabe o que sente o paciente, e este não sabe por que se sente de determinada maneira.

influência da avaliação e o julgamento de valor que permeariam os diagnósticos e classificações psiquiátricas. Apesar desses riscos, o diagnóstico seria uma caracterização necessária para a prática em psiquiatria, uma espécie de "ato epistêmico primordial" (p. 167). Além disso, conforme argumenta Banzato (2009), uma "classificação deveria ser uma ferramenta, e não uma camisa de força" (p. 27, tradução livre).

As classificações que balizam a prática da psiquiatria em matéria de diagnósticos e nosografias passaram por diversas transformações desde a primeira versão do DSM, em 1952. Inicialmente influenciado pelo repertório psicanalítico, em especial por Adolf Meyer e por Freud, o manual passou por uma grande transformação na sua terceira edição, publicada em 1980. De acordo com Caponi (2011), dois fatos históricos explicariam essa mudança: a discussão sobre o diagnóstico de homossexualidade, que culminou na retirada do diagnóstico em 1973 do DSM-2; e o estudo de Rosenhan "On being sane in insane places", publicado na revista *Science* em 1973, no qual as práticas diagnósticas foram ridicularizadas por meio de pacientes-atores que, internados em hospitais psiquiátricos, mimetizaram sintomas e induziam os psiquiatras ao erro no diagnóstico. Também merecem destaque os estudos do *Professional Staff of the United States – United Kingdom Cross-National Project*, os quais expuseram as diferenças diagnósticas entre psiquiatras em Nova York e Londres na década de 1970 (Kendell *et al.*, 1971).

Diante dessas críticas e do descrédito, Feighner *et al.* (1972) propuseram critérios para "uma classificação fundamentada em dados empíricos, que não deixava lugar para avaliações subjetivas dos psiquiatras" (p. 43). Esses critérios eram específicos para o diagnóstico de transtorno mental numa perspectiva organicista e exigiam a realização de exames laboratoriais. Em paralelo, os tratamentos biológicos com psicotrópicos evoluíram significativamente desde os anos de 1950, contribuindo para a retomada da hegemonia organicista no diagnóstico de transtorno mental (Rebelo, 2013). A descoberta e a difusão dessas modalidades de tratamento foram determinantes nas mudanças das classificações dos transtornos mentais, o que também não exclui a importância que teve nesse sentido o envolvimento de grandes empresas do ramo farmacêutico (Cosgrove *et al.*, 2009). Influenciada por Kraepelin e pelos degeneracionistas Morel e Magnan, ainda no século XIX (Caponi, 2011; Pereira, 2008), essa perspectiva organicista buscava constituir cientificamente a psiquiatria ao propor "uma abordagem estritamente médica da psiquiatria moderna" (p. 30), e esse esforço promoveu as transformações no DSM-3 (1980) que estabeleciam critérios considerados objetivos e ateóricos para o diagnóstico dos transtornos mentais, os quais foram perpetuados no DSM-4 (1994) e DSM-5 (2013).

Segundo Klerman (1977 *apud* Caponi, 2011), esse movimento neokraepeliniano imbuiu o DSM de algumas crenças fundamentais:

> *(1) A psiquiatria é um ramo da medicina;*
>
> *(2) A psiquiatria deve utilizar metodologias científicas modernas e está baseada em conhecimentos científicos;*
>
> *(3) A psiquiatria trata pessoas que estão doentes e que requerem tratamento para doenças mentais;*
>
> *(4) Existe uma fronteira ou limite entre normalidade e doença;*
>
> *(5) As doenças mentais não são mitos. Existem muitas doenças mentais. A tarefa da psiquiatria científica, como especialidade médica, é pesquisar as causas, o diagnóstico e o tratamento das doenças mentais;*
>
> *(6) O alvo da psiquiatria deve estar, particularmente, nos aspectos biológicos das doenças mentais;*
>
> *(7) Deve existir uma preocupação explícita com o diagnóstico e a classificação;*
>
> *(8) Os critérios de diagnósticos devem ser codificados e deve existir uma área de pesquisa para validar esses critérios com diversas técnicas. Os departamentos de psiquiatria nas escolas médicas devem ensinar esses critérios, e não os depreciar;*
>
> *(9) Com a finalidade de aumentar a validade dos diagnósticos e das classificações, as técnicas estatísticas devem ser utilizadas.* (Decker, 2007, p. 348 apud *Caponi, 2011*)

A psicopatologia organicista, no entanto, tem recebido críticas pelo reducionismo dos transtornos mentais ao funcionamento do cérebro (Banzato; Pereira, 2014). De acordo com Serpa Jr. (2001):

> *é como se da "descoberta" de que temos um cérebro decorresse necessariamente a suposição de que aquilo que nos habituamos a chamar de vida mental pudesse, doravante, ser inteiramente entendido a partir do conhecimento da sintaxe neuronal. (p. 33)*

Numa revisão a respeito das implicações que teria a concepção de que as causas biomédicas seriam determinantes na psicopatologia, Lebowitz e Appelbaum (2019) apontam alguns efeitos negativos de assumir exclusivamente essa vertente, como a deterioração da relação médico-paciente, e ressaltam a importância da educação para minimizar tal efeito.

Embora a psiquiatria organicista seja hegemônica na classificação oficial dos transtornos mentais, existem outras perspectivas epistemológicas que não deixam de ter valor e que continuam influenciando os psiquiatras na construção de seu raciocínio clínico (Dunker, 2014). Ao longo do século XX, pelo menos três perspectivas psicopatológicas concorreram em paralelo diante da necessidade clínica de não somente nomear, mas também de melhor compreender os transtornos mentais e sustentar práticas terapêuticas mais efetivas. Foram elas: a matriz *organicista*, na qual são privilegiados os aspectos biológicos dos transtornos mentais; a matriz *psicodinâmica*, derivada essencialmente da teoria psicanalítica; e a matriz *fenomenológica*, influenciada pela filosofia fenomenológica (Bezerra Jr., 2014).

No primeiro caso, a perspectiva organicista dos transtornos mentais é pautada pelo estudo das bases hereditárias e neuroanatômicas dos transtornos mentais e costuma orientar as preferências teóricas e de atuação dos psiquiatras para as ciências biológicas. Trata-se da matriz inaugural da psiquiatria moderna, remetendo até o século XVIII, sendo presente especialmente nos Estados Unidos. Bodkin, Klitzman e Pope (1995) indicam um aumento de psiquiatras dessa orientação em relação a psicoterapeutas nos últimos 35 anos. Os principais divulgadores do movimento neokraepeliniano, o qual remete à matriz inaugural da psiquiatria moderna, têm a ambição de traduzir os sintomas psicopatológicos em desarranjos neuroquímicos ou neuroanatômicos de forma cientificamente embasada. É por isso que essa perspectiva é chamada atualmente de neuropsiquiatria (Coryell; Wetzel, 1978).

A segunda perspectiva consiste na matriz psicodinâmica e contém as teorias sobre transtornos mentais que foram influenciadas inicialmente pela psicanálise. Dentro dessa lógica, "adoecimentos psíquicos podem ser universalmente pensados como interrupções nos 'processos de saúde', isto é, ao exercício livre e eficaz dos trabalhos psíquicos inconscientes e conscientes" (Figueiredo; Coelho Jr., 2018, p. 10). Haveria nesse caso uma linha de continuidade entre o comportamento normal e o patológico, existindo apenas graus diferentes de adequação e flexibilidade dos mecanismos psíquicos (Bercherie, 2014). Embora tributária da psicanálise, essa matriz não é adotada apenas por psiquiatras que se identificam como psicanalistas (Roussillon, 2019). A tradição psicanalítica fomentou o desenvolvimento de outras linhas teóricas que não apenas a psicanálise, dando ensejo a diversas linhas de psicoterapia (incluindo, por exemplo, a psicologia analítica e o psicodrama), e que juntas concebem a origem dos transtornos mentais a partir essencialmente das relações parentais durante a infância. Essas linhas teóricas são chamadas de matriz psicodinâmica por manterem o foco no todo das personalidades e no dinamismo do psiquismo (Gabbard, 2006).

Por fim, a terceira matriz de importância na elaboração dos diagnósticos na clínica psiquiátrica é conhecida como psiquiatria fenomenológica ou fenomenologia psiquiátrica (Tatossian, 2006). Embora atualmente diversos autores questionem a fidelidade de Jaspers à proposta fenomenológica de Husserl (Mishara; Schwartz, 1995; Rodrigues, 2005), é preciso reconhecer que o psiquiatra alemão desenvolveu os princípios fundamentais para a abordagem dos transtornos mentais e deu origem a uma tradição de pensamento que tem sido revalorizada nos últimos anos em virtude dos limites impostos pelo modelo organicista. Ao longo do século XX, a psicopatologia fenomenológica trilhou um caminho paralelo em relação ao duelo entre o modelo organicista e psicanalítico pela hegemonia dos critérios diagnósticos em psiquiatria (Bezerra Jr., 2014; Tamelini; Messas, 2017). Apesar desse relativo isolamento, a psicopatologia fenomenológica se revelou uma ferramenta indispensável na clínica psiquiátrica, e sua influência na clínica psiquiátrica cresceu nos últimos anos (Messas, 2010; 2014).

Para a psiquiatria fenomenológica, o acento da distinção entre os fenômenos normais e patológicos é colocado na relação com os outros. De acordo com Fuchs (2018), "doenças mentais são sempre doenças da pessoa em sua relação com pessoas" (p. 226), e para Tatossian (2006):

> o comportamento desviante pode ser anormal mas na medida em que aquele que o apresenta não pode deixar de apresentá-lo. A norma fenomenológica se inscreve no equilíbrio dialético que caracteriza o ser e a psicopatologia é então uma "patologia da liberdade" (Henry Ey), na condição de que a liberdade seja compreendida como capacidade de deixar-ser as coisas e de se deixar ir nelas. (p. 46)

Entendimentos como esse parecem explicar a opção de Kraus (1994; 2003) por chamar essa matriz de *psicopatologia fenomenológica-antropológica*, pois ela, ao acessar os transtornos mentais, privilegiaria os *fenômenos* e valorizaria em especial a subjetividade do vivido. Tal perspectiva estaria em oposição a uma *psicopatologia sintomatológica-criteriológica*, a qual é a referência utilizada pelos manuais diagnósticos e que está apoiada nos tradicionais sintomas, tendo uma objetividade análoga à medicina somática para a diagnose (Bloc; Moreira, 2013).

Já em Serpa Jr. (2007b), a partir de uma perspectiva epistemológica que sustentaria as práticas psicopatológicas, prefere-se chamar a psicopatologia fenomenológica-antropológica de *psicopatologia da primeira e segunda pessoa* e a psicopatologia sintomatológica-criteriológica de *psicopatologia da terceira pessoa*.

Ainda segundo essa interpretação, na perspectiva da terceira pessoa, priorizar-se-ia a perspectiva do observador. Nas palavras de Serpa Jr. (2007b):

> o comportamento é tomado objetivamente. Subjetividade e intersubjetividade estão completamente fora de questão. O que se busca é a certeza factual, renunciando-se a qualquer certeza experiencial, fenomênica. (p. 212)

A psicopatologia fenomenológica-antropológica buscaria maior validade entre os diagnósticos a partir dessa forma de organizar os transtornos mentais, e deixaria a confiabilidade em segundo plano. Enquanto isso, a psicopatologia sintomatológica-criteriológica faria o contrário, priorizaria a confiabilidade em detrimento da validade dos diagnósticos (Serpa Jr., 2007b; Rocha Neto; Messas, 2016).

Já na perspectiva da primeira e segunda pessoa, o vivido, subjetivo e intersubjetivo são colocados em relevo:

> *a Perspectiva da primeira pessoa diz respeito à experiência pré-reflexiva dos próprios estados mentais e corporais: sentimentos "crus", pura experiência, sem reconhecimento ou reflexão. Estes dois últimos, como veremos, já pertencem à perspectiva da segunda pessoa. (Serpa Jr., 2007b, p. 212)*

Ainda segundo o autor, não haveria transparência e presença da experiência pura na perspectiva da segunda pessoa, mas, sim, semipresença e translucidez da mediação reflexiva, ou seja, uma espécie de intersubjetividade intrassubjetiva. Pois, de acordo com ele, enquanto os sintomas

> *são concebidos como remetendo a algum tipo de disfunção médica e, apreendidos objetivamente pelo clínico, esvaziando de importância a dimensão subjetiva do paciente, tomado como simples fornecedor de dados semiológicos, os fenômenos manifestam uma forma experiencial global do paciente, entendida como expressão de um tipo particular de relação consigo mesmo, com a alteridade e com o mundo. (Serpa Jr., 2007b, p. 211)*

Seguindo a proposta de Coelho Jr., Salem e Klautau (2012), na diferenciação das matrizes intersubjetivas é possível fazer uma aproximação da perspectiva da primeira pessoa com a psicopatologia fenomenológica (*intersubjetividade transubjetiva*), enquanto a perspectiva da segunda pessoa teria maior afinidade com a matriz psicanalítica (*intersubjetividade intrassubjetiva e intersubjetiva*).

Tendo isso tudo em vista, fica claro que as matrizes psicopatológicas se propõem a estabelecer uma melhor compreensão das manifestações psiquiátricas, mas apoiadas em bases teóricas diferentes. E isso parece significar que, embora sejam elas frequentemente antagônicas na literatura, o psiquiatra poderá utilizar essas diferentes matrizes e referenciais para a compreensão e diagnóstico do caso clínico na sua prática profissional, sem com isso comprometer necessariamente uma abordagem em detrimento da outra. O comum, no entanto, é que o psiquiatra tenha predileção por alguma perspectiva psicopatológica específica e que, ao longo dos anos, torne-se mais e mais afeito a ela, orientando o seu julgamento clínico, em especial nos casos difíceis.

3. Valores: da perspectiva ética à ação moral em psiquiatria

> *A verdade, porém, é que tanto sociólogos como médicos, ao lidar com problemas de saúde, lidam com problemas que têm a ver com valores.*
>
> Gilberto Freyre, 2009
>
> *Nossos valores podem colorir nossa visão dos fatos.*
>
> Greene, 2018

Já em 1904, ao analisar a questão da objetividade no conhecimento, o sociólogo alemão Max Weber (2001) indica a existência de uma distinção clara entre juízos de fato (aquilo que "é") e juízos de valor (aquilo que "deve ser"). Segundo ele, "juízos de valor não deveriam ser extraídos de maneira nenhuma da análise científica, devido ao fato de derivarem, em última instância, de determinados ideais, e de por isso terem origens subjetivas" (Weber, 2001, p. 109). Além disso, alertava para o fato de que esses juízos de valor seriam percebidos como "objetivamente válidos" (Weber, 2001, p. 111), justamente por serem determinantes nas ações e significantes para a vida. Lembra, ainda, que quanto mais universal for o problema e quanto mais amplo for o seu significado cultural, maior será o papel dos valores em questão (Weber, 2001). Em virtude justamente dos significados culturais associados aos transtornos mentais, neste capítulo será explorada a importância dos valores na psiquiatria.

Valor pode ser definido como aquilo que guia as preferências humanas diante do ato moral. De acordo com o filósofo Vázquez (2012), "todo ato moral inclui a necessidade de escolher entre vários atos possíveis. Esta escolha deve basear-se, por sua vez, numa preferência" (p. 135). Essa preferência, por sua vez, terá como base os valores atribuídos ao ato. Para o filósofo Franklin Leopoldo e Silva (1998; 2006), "o que distingue fortemente o universo humano do mundo natural é o valor, e por isso a ética é o domínio dos juízos de valor" (Silva, 1998, p. 23).

O psiquiatra inglês Bill Fulford propõe uma "prática baseada em valores" (*values-based practice*) (Fulford, 2004; Fulford *et al.*, 2005; Fulford; Christodoulou; Stein, 2011), que pode ser definida como "a base teórica e de habilidades para as tomadas de decisões efetivas no cuidado em saúde, no qual diferentes (e, portanto, potencialmente conflitantes) valores estão em jogo" (Fulford, 2004, p. 205, tradução livre). Essa prática, portanto, teria como princípio o respeito pelos valores dos usuários de saúde, não somente nos casos que envolvem dilemas éticos, mas em qualquer caso clínico.[1]

Ainda dentro dessa perspectiva, Sadler (1996; 1997) avaliou a presença de valores nos critérios diagnósticos para os transtornos mentais. De acordo com ele, valores são atitudes ou disposições que são guias para a ação e estão sujeitos a elogio ou crítica. No Brasil, a partir da proposta do autor, Gonçalves, Dantas e Banzato (2016) examinaram os valores presentes na decisão sobre a não inclusão da Síndrome Psicótica Atenuada no DSM-5. Além dos valores éticos, os autores apontaram a importância de valores estéticos, epistêmicos, ontológicos e pragmáticos (políticos e econômicos) nessa decisão e influentes na estruturação dos manuais diagnósticos.

Trabalhos como esses concentraram-se em reforçar a importância de se considerar os valores referendados pelo paciente na clínica psiquiátrica

---

[1] A metodologia proposta por Fulford e seus colaboradores tem despertado interesse crescente dos psiquiatras no Brasil. Nos últimos anos, dois manuais para a prática baseada em valores foram traduzidos para o português por brasileiros que estagiaram em Oxford: *Valores de quem? Manual para prática baseada em Valores na saúde mental*, traduzido por Arthur Maciel Nunes Gonçalves; e *Prática baseada em valores em cuidados clínicos – Um modelo de treinamento*, traduzido por Carolina Ribeiro Calombo.

e na constituição das classificações diagnósticas. Tais autores não abordaram, no entanto, o impacto dos valores éticos assumidos pelos agentes da ação moral – isto é, os psiquiatras – na tomada de decisão em casos clínicos concretos.

A perspectiva ética e a ação moral em psiquiatria

Os termos "ética" e "moral" são frequentemente usados como sinônimos, embora o primeiro, de origem grega (*ethos*), diga respeito ao comportamento, enquanto o segundo, de origem latina (*mores*), refira-se aos costumes de determinado povo (Pereira, 2012). Ricoeur (1991) julga que a definição de algum desses conceitos é apenas uma convenção, mas reserva "ética" para "a intenção de uma vida realizada sob o signo das ações estimadas boas" e "moral" para "o lado obrigatório, marcado por normas, obrigações, interdições, caracterizadas ao mesmo tempo por uma exigência de universalidade e por um efeito de constrição" (Ricoeur, 1991, p. 161).

Em poucas palavras, Ricoeur define ética como "a intenção da vida boa" e moral como "a obediência às normas", a primeira remetendo à ética aristotélica (*ética das virtudes*) e a segunda à ética kantiana (*deontológica*). Além disso, Ricoeur abre espaço para a sabedoria prática, uma espécie de "pequena ética" (*Ibidem*, p. 338), inspirada pela *phronesis* aristotélica, mais bem explorada no capítulo seguinte por pertencer ao campo das virtudes.

A partir do entendimento convencionado por Ricoeur, La Taille (2006; 2010) propôs que a ética corresponderia especificamente à pergunta "que vida eu quero viver?"; enquanto a moral, à questão "como devo agir?" (La Taille, 2006, p. 29). Juntam-se Comte-Sponville e Ferry (1999), os quais parecem concordar que o plano ético englobaria o plano moral, isto é, que haveria uma primazia da ética sobre a moral e também uma relação condizente entre a primeira e a segunda. Para os autores, a mesma moral que, por um lado, estaria incluída na ética, por outro, limitaria a ética. Segundo La Taille (2010), "para compreender os comportamentos morais dos indivíduos, precisamos conhecer a perspectiva ética que eles adotam" (p. 111). Isso significa que as ações morais tomadas pelos indivíduos diante de algum dilema seriam uma resposta ao "como agir" para "obedecer às normas", o que estaria inescapavelmente atrelado à sua perspectiva pessoal de "uma vida boa".

Na clínica psiquiátrica, essa perspectiva ética moldaria o julgamento clínico, implicando em ações ou comportamentos morais diferentes entre os médicos – o que será explorado na análise das entrevistas no Capítulo 6. E tal hipótese parece encontrar amparo na relação entre a dimensão moral e a técnica da medicina.

Conforme lembra Ribeiro (1999), a decisão médica envolveria questões morais justamente por ser o trabalho médico uma relação entre pessoas, e o modo como o médico exerceria seu julgamento clínico assim como os riscos que assumiria na ação terapêutica seriam partes inerentes desse tipo de trabalho (Starr, 1991).

Sendo esse o caso, tanto a técnica do diagnóstico quanto da terapêutica estaria imbuída de moral na clínica médica. E mais, o diagnóstico e a terapêutica não seriam momentos decisórios separados no julgamento clínico: ao apontar o diagnóstico, as terapêuticas possíveis são limitadas a algumas possibilidades de intervenção, de modo que haveria, portanto, uma relação intrínseca entre diagnóstico e terapêutica (Ribeiro, 1999). Assim, diagnosticar seria "optar e assumir riscos" (*Ibidem*, p. 193).

Ao abordar as mudanças no trabalho dos médicos no Brasil durante o século XX, Schraiber (1993; 2008) mostrou que a prática da medicina migrou gradualmente de um modelo que privilegiava a autonomia do profissional (*medicina liberal*), nas esferas mercantil, organizacional e técnica do trabalho, para um modelo tecnológico (*medicina tecnológica*), marcado pelo estreitamento gradual da liberdade dos profissionais em razão das exigências do mercado de trabalho, bem como dos imperativos de organizar internamente os serviços assistenciais, o modo de reproduzir esse tipo de trabalho e regular o exercício da profissão. A autora revela ainda a tensão que essa mudança gerou no âmbito da técnica. Médicos passaram a ocupar outras posições em relação aos seus pacientes e também aos colegas de trabalho, o que produziu rompimentos de vínculos tradicionalmente estabelecidos pela medicina liberal. As relações de confiança estabelecidas por esse tipo de medicina entre os pacientes e seus médicos, assim como dos médicos entre si, são desfeitas, e a medicina tecnológica passou a lidar com a "ruptura dos vínculos de confiança", o que tem impacto substancial no exercício do julgamento clínico e na decisão terapêutica.

Aqui, interessa especificamente o fato de que a construção desses vínculos pela medicina liberal estruturou uma prática clínica na qual o ato técnico estava aliado a uma forma de se relacionar, uma moral de conduta, e isso permite considerar essa prática clínica como uma técnica "moral-dependente" (Schraiber, 1993, p. 152). Na medicina liberal, a conduta moral consistia numa grande atenção à contingência do caso, ficando o médico a serviço do paciente, seguindo-o bem de perto e se dispondo a atender qualquer necessidade – até porque, do ponto de vista técnico, as terapêuticas não eram tão confiáveis e precisas quanto as atuais.

A partir dos anos 1980, com o grande desenvolvimento das tecnologias diagnósticas e terapêuticas, a prática médica teria mudado essa significação quanto à segurança das terapêuticas protocoladas em bases científicas, e assim o profissional deixou progressivamente de valorizar os antigos comportamentos ligados ao desenvolvimento do tratamento. Bastava a ele, do ponto de vista ético, que fizesse um bom diagnóstico e encontrasse o protocolo científico correspondente. Em decorrência disso, a conduta do médico perante os pacientes e os colegas de profissão mudou de valor: das relações interindividuais mais próximas e do convívio com casos particulares e seus aspectos contingenciais em direção a uma clínica definida pela presença das tecnologias. É por isso que a autora chama e qualifica esse paradigma de "tecnológico dependente".

O estudo de Schraiber (1993) investigou o impacto das tecnologias na medicina clínica e cirúrgica, entrevistando especialistas das áreas de cirurgia, ginecologia e clínica médica. Na clínica psiquiátrica, porém, o uso de recursos tecnológicos que possam auxiliar a prática diagnóstica e terapêutica é bastante limitado.

Assim, cabe questionar se a mudança de paradigma identificada pela autora seria aplicável também à psiquiatria. Aqui, a ausência da tecnologia parece reforçar a importância da relação médico-paciente, o que significaria que a psiquiatria tenderia a manter as características de uma maior dependência moral em sua técnica, aproximando-se mais da técnica moral-dependente da medicina liberal, mesmo quando já sob a tensão de uma medicina voltada para a conformação de uma técnica tecnologia-dependente.

A atuação do psiquiatra traz em seu bojo diversas particularidades que dizem respeito às dimensões éticas e morais (Radden, 2002; Eastman; Starling, 2006). Para Pouncey (2004), as questões morais envolvidas na prática psiquiátrica são o motivo pelo qual se buscaria uma definição de transtorno mental, já que não seria necessária qualquer definição desse tipo do ponto de vista clínico ou para pesquisa e questões administrativas.

Nos casos que envolvem especificamente a possibilidade de internações involuntárias, a presença dos valores se revela ainda mais complexa e sensível (Schraiber; d'Oliveira; Couto, 2009): complexa pela infinidade de fatores que influenciam a tomada de decisão do psiquiatra, e sensível pelo impacto que sua conduta terá sobre a vida do paciente e de seus familiares. Além disso, o psiquiatra também está exposto ao escrutínio da sociedade por meio das instâncias judiciárias e dos órgãos de classe, os quais podem questionar formalmente a sua conduta.

Diante da responsabilidade do julgamento clínico, o psiquiatra não terá dúvidas quanto à sua decisão nos casos em que o transtorno mental não é grave ou não há risco à vida, da mesma forma que não será difícil decidir pela internação nos casos em que a gravidade do quadro priva o paciente da capacidade de autonomia e coloca sua vida em risco (Owen *et al.*, 2013; Kim, 2013). Será sobre os casos fronteiriços que o psiquiatra terá que se debruçar mais detidamente do ponto de vista intelectual e afetivo para decidir sobre o dilema da internação. Conforme destaca Rosa (2011), ao tratar da dificuldade dessa decisão,

> *entre os extremos, existe uma área fronteiriça, muitas vezes nebulosa e, por que não dizer, perigosa, influenciada por fatores de diversas ordens, como a social, a econômica e a cultural, extremamente angustiante para os envolvidos, e que poderá desviar o profissional de uma decisão racional e científica, de proteção e tratamento, em prejuízo do paciente, seja na avaliação inadequada quanto às condições de sua autonomia, seja pela interferência de cunho afetivo ou baseado em hábitos, costumes e crenças. (p. 122)*

Diante de um caso fronteiriço que desperta a dúvida sobre proceder ou não à internação involuntária, o psiquiatra não poderá se furtar ao julgamento clínico e da conduta assistencial. E, ao considerar ele a possibilidade de tratamento sem o consentimento do paciente, os princípios bioéticos da beneficência e da autonomia (Beauchamp; Childress, 2013) serão inevitavelmente colocados em questão. Nessas situações, o psiquiatra fica entre uma atitude que corresponderia a um paternalismo forte, a qual privilegia o princípio da beneficência em detrimento da autonomia do paciente, ou um paternalismo fraco, privilegiando a autonomia do paciente e assumindo algum grau de risco (Liboni, 2005; Rodriguez-Osorio; Dominguez--Cherit, 2008).

Tais alternativas configuram aquilo que Diego Gracia (2010) chama de "curso extremo de ação". Em sua *teoria da deliberação moral*, o psiquiatra espanhol defende que os dilemas devem ser encarados mais propriamente como problemas, e não como dicotomias, o que então abriria a possibilidade de diversas saídas por meio da deliberação sobre os fatos (apresentação do caso e dos fatos em si), dos valores (problemas éticos do caso e valores em disputa), dos deveres (cursos de ação) e, por fim, das responsabilidades (provas de consistência de tempo, publicidade e legalidade). Para Gracia, o objetivo da deliberação é a busca por uma solução *prudente*.

Tal decisão deverá ser tomada entre as diversas possibilidades de cursos de ação identificados por meio da deliberação: nos cursos de ação intermédios, a saída minimizará os danos a quaisquer dos valores em questão, enquanto no curso de ação extremo ou polar alguns valores serão inevitavelmente violados. Em situações-limite, o autor destaca, nem sempre será possível adotar um curso de ação ótimo (Gracia, 2010; Zoboli, 2012; 2013; Nora; Zoboli; Vieira, 2015).

São essas situações, dramáticas e frequentes na prática psiquiátrica, que os casos clínicos apresentados nesta obra procuram instaurar, impondo aos psiquiatras entrevistados a necessidade de alguma saída extrema, ou seja, fazendo-os rejeitar as saídas ótimas em favor de uma decisão difícil – internar ou não o paciente involuntariamente. Interessará aqui, além da ação moral em si, a perspectiva ética adotada pelo psiquiatra na justificativa de sua decisão nos exercícios de julgamento clínico.

4. Virtudes: o psiquiatra e a sabedoria prática

> *Toda a perícia e todo processo de investigação, do mesmo modo que todo procedimento prático e toda a decisão, parecem lançar-se para um certo bem.*
>
> Aristóteles, 2009

Em 1960, o estudo intitulado *Sociopsychological characteristics of resident psychiatrists and their use of drug therapy*, realizado por Klerman et al. e publicado no *American Journal of Psychiatry*, indicou a correlação entre as características de personalidade dos psiquiatras e a prescrição de medicações psicotrópicas. Na ocasião, os autores avaliaram 12 residentes do primeiro ano em Psiquiatria do Massachusetts Mental Health Center, instituição vinculada à Harvard Medical School, e identificaram a tendência de que quanto mais autoritários eram os psiquiatras (de acordo com a escala F utilizada), mais tendiam a usar medicação entre os pacientes internados. A conclusão foi, portanto, que a personalidade do psiquiatra seria determinante para a escolha do tratamento.

Esse estudo foi realizado dentro de uma das mais importantes universidades norte-americanas e publicado em um dos principais periódicos do mundo na área. Na época, nos anos 1960, tinha início, por um lado, a era dos psicotrópicos e, por outro, o movimento antipsiquiatria (Baltazar, 1997). Na década seguinte, diversos artigos foram publicados no mesmo periódico explorando as características de residentes em Psiquiatria e os fatores para a escolha da especialização entre os médicos. Entre esses estudos, destaca-se o de Coryell e Wetzel (1978), os quais, utilizando uma grande amostra (378 residentes do terceiro ano de Psiquiatria de todos os Estados Unidos), encontraram nos residentes o interesse tanto pelas diversas formas de psicoterapia quanto pelas terapias medicamentosas, e também a correlação entre as opiniões dos residentes sobre a psiquiatria e as propostas de tratamento. Nenhum dos estudos citados, todavia, teve a mesma ambição de estabelecer correlações entre características específicas da personalidade dos psiquiatras com as propostas terapêuticas, tal qual fora sugerido inicialmente por Klerman *et al.* (1960).

A personalidade dos psiquiatras, no entanto, parece chamar a atenção de médicos de outras especialidades. De acordo com Buchanan e Bhugra (1992), os psiquiatras são geralmente retratados como "confusos e emocionalmente instáveis", apesar de interessados nos pacientes. Estes últimos, por sua vez, figuram como difíceis de tratar, trazendo pouca satisfação para o médico. Já a psiquiatria aparece representada como uma área de destaque na medicina, porém, qualificada como imprecisa e de pouca efetividade. O autor também destaca que os próprios psiquiatras tendem a concordar com esses estereótipos, embora não encontrem uma saída fácil para as dificuldades impostas pela especialidade. Martean e Evans (2014) destacam que os psiquiatras teriam pouco poder diante de seus pacientes, sentindo-se mal por não conseguirem resolver os sintomas deles, e assim prescrevendo com frequência medicação para transtornos em quadros nos quais não haveria necessidade, como nos transtornos de personalidade.

Talvez a explicação para isso esteja na própria formação do psiquiatra e na escolha que fez pela especialidade ainda na graduação.

Malhi *et al.* (2011) mostraram que estudantes interessados em psiquiatria durante a faculdade costumam ter, como característica comum, uma maior abertura a temas diversos, e veem a especialidade como interessante e desafiadora, embora acreditem que não seja tão "científica" quanto as outras áreas de medicina. Gowans *et al.* (2011) acrescentou a esses atributos dos futuros psiquiatras a falta de interesse por esportes, a disposição maior em lidar com problemas sociais e atividades extra-hospitalares. Para Lampe (2013), seria justamente a postura "não científica" atribuída à psiquiatria que constituiria um diferencial efetivo na sua abordagem dos transtornos mentais e na empatia para com os pacientes.

Além disso, Sierles (1982) apontou que as experiências no curso de Medicina e a percepção dos alunos sobre os departamentos responsáveis pelas especialidades têm impacto na escolha pela Psiquiatria na residência médica. Isso significa que haveria por parte dos estudantes uma tendência de repetição exemplar dos modos dos professores do departamento, o que favoreceria a manutenção de características comuns em cada especialidade da medicina. Também a personalidade do médico estaria indissociavelmente associada à sua escolha da especialidade (Vaidya et al., 2004; Stilwell et al., 2000), e isso inclusive no Brasil, onde a influência dos traços de personalidade na escolha da especialidade médica foi bem estabelecida por Bellodi (2006), porém, restrita apenas à escolha entre áreas clínicas e cirúrgicas.

Com base nesses estudos, defende-se aqui que, por um lado, psiquiatras tendem a apresentar algumas características de personalidade comuns e que, por outro, as diferenças de personalidade entre eles têm impacto no julgamento clínico, especialmente nas situações-limite (Berlinguer, 1993) ou nos casos de zona cinzenta (Armontrout; Gitlin; Gutheil, 2016).

Isso parece confirmado pelo estudo de Sattar et al. (2006), no qual foram examinadas as respostas de 88 residentes do Massachusetts Hospital a cinco vinhetas clínicas sobre a decisão de internar involuntariamente o paciente e encontrados os seguintes resultados: os residentes de Psiquiatria que demonstravam, como traço de temperamento individual, maior busca por sensação (avaliado pela *Sensation-Seeking Scale*) apresentaram menor chance de internar os pacientes nos cinco casos, assumindo assim maior risco de auto ou heteroagressividade. Os autores também identificaram diferenças estatisticamente significativas entre os residentes do primeiro ao quarto ano, formando um padrão em curva descendente na tendência a internação, porém, com um "pico" no último ano de residência – o que gerou dificuldade na interpretação dos dados.

Tendo em vista esses trabalhos e a persistência do problema da relação entre o modo de ser dos psiquiatras e suas atitudes profissionais, buscou-se aqui identificar especificamente as características que permitem ao psiquiatra estabelecer um adequado julgamento clínico e que delibere sobre sua conduta tomando decisões prudentes diante dos dilemas vivenciados na sua lide com casos difíceis.

Tais características foram chamadas de *virtudes morais* e seriam necessárias para que o psiquiatra exerça uma boa prática, de acordo com Radden e Sadler (2010). Em *The virtuous psychiatrist*, os autores elencam as qualidades de um psiquiatra virtuoso (em tradução livre): 1) confiabilidade, uma característica requerida não apenas de profissionais, mas de qualquer membro da sociedade; 2) decoro, uma virtude que exige dos psiquiatras que evitem até mesmo a aparência de estarem agindo errado; 3) sensibilidade quanto às questões de gênero; 4) traços de caráter úteis à prática curativa, como empatia e compaixão, 5) certo calor pessoal genuíno; 6) um conjunto de virtudes relacionadas ao eu e à sua integridade, como autoconhecimento, inteligência emocional, unidade de si e integridade; 7) qualidades demandadas pela relação com as doenças mentais, como paciência, fortitude e persistência; 8) desindividuação e realismo, características úteis na abordagem psicopatológica; 9) respeito profissional, demandado pela seriedade do trabalho e dirigido não apenas para o paciente, mas também para o próprio médico; 10) liderança e integridade moral; 11) virtudes que modificam a manifestação das demais, isto é, autenticidade, sinceridade ou abertura ao outro (interpessoalidade); 12) e, por fim, *phronesis*, virtude essa que tem um valor particular no âmbito da prática médica, sendo por isso mais bem explicada a seguir.

Phronesis: a virtude da sabedoria prática

Em sua autointitulada "Pequena ética", Ricoeur (1991) aponta que a perspectiva ética e a norma moral não resolveriam os impasses gerados pelos casos difíceis, isto é, nos quais a decisão dependeria da contingência da situação, e que esses casos gerariam o conflito que valorizaria uma terceira ideia, a *sabedoria prática*, conceito esse que o autor usa para traduzir a *phronesis* da *Ética a Nicômaco* (Aristóteles, 2009). Essa sabedoria prática consistiria em soluções encontradas no viver cotidiano para conflitos entre a norma social exigida para esse viver e os obstáculos impostos por adoecimentos.

A sabedoria prática é uma noção que tem sido mais estudada em relação aos pacientes, tendo em vista o modo como eles cotidianamente lidam com seus adoecimentos, principalmente aqueles portadores de doenças crônicas. É o caso, por exemplo, do estudo de Cyrino, Schraiber e Teixeira (2009), que examinaram as competências práticas desenvolvidas por pacientes com diabetes tipo 2 na busca de soluções para enfrentar o adoecimento.

Já da perspectiva da prática profissional, configurada como "arte" da profissão médica (Schraiber, 2008) e remetida a um "empirismo" da técnica, essa sabedoria prática tem sido pouco explorada. Tal sabedoria, remetendo sempre a um "conflito de deveres", caracterizaria um "drama ético" (Freitag, 1992) no interior da ação técnica, como sugeriu Schraiber (2008) no que diz respeito ao apelo à sabedoria prática em situações de conflito moral, isto é, em situações cujas tomadas de decisão envolveriam dilemas éticos para a ação social.

De volta à "Pequena ética" de Ricoeur, de acordo com Pereira (2012),

> *Ricoeur recupera o conceito aristotélico de* phronesis *face a esta nova realidade, grande parte das vezes de cor incerta, pintada em tons de cinzento, onde é necessário escolher já não entre o bem e o mal, mas, muitas vezes, entre o mal menor ou o pior. (p. 479)*

Segundo Ricoeur (1991, p. 170), algumas situações expõem o caráter trágico da ação e conclamam a "sabedoria ligada ao juízo moral em situação e para a qual a convicção é mais decisiva do que a própria regra". As internações psiquiátricas seriam um exemplo disso e, nesse caso, não haveria "mais regras para decidir entre regras" (*Ibidem*, p. 171), sendo a convicção então mais importante do que o ordenamento, de modo que o agente recorreria à sabedoria prática. Para Ricoeur, "a sabedoria prática consiste em inventar as condutas que mais satisfarão à exceção que requer a solicitude traindo o menos possível a regra" (*Ibidem*, p. 314).

No comentário à obra de Ricoeur, Gubert (2014) argumenta que a sabedoria prática seria constituída conjuntamente pelo princípio do respeito (kantiano), pela justa medida (aristotélica) e, por fim, pela convicção "oriunda do aconselhamento e do diálogo com os mais sábios e esclarecidos dentre os homens e as mulheres" (p. 89). Para Svenaeus (2003), o conceito de *phronesis* seria central para a defesa da medicina como atividade hermenêutica nos termos de Gadamer:

> *Se a prática médica é concebida como um encontro interpretativo entre médico e paciente com o objetivo de restaurar a saúde do último, então phronesis é a marca do bom médico, que através da interpretação vem a saber o melhor a fazer para esse paciente particular neste momento particular.* (p. 407, tradução livre)

De acordo com Ayres (2000; 2004; 2007), apoiado na hermenêutica de Gadamer, a sabedoria prática seria uma ciência "sujeita a condições" (Ayres, 2004, p. 586). Tal ideia estaria baseada na noção heideggeriana de *cuidado* para defender a primazia do "sucesso prático" diante do "êxito técnico" nas práticas de saúde.

A esse respeito, o filósofo Franklin Leopoldo e Silva lembra que, se o conhecimento teórico se constitui como saber acerca do que é necessário, o conhecimento prático consiste no saber acerca do que é contingente. Afirma ele: "Entre o que é necessário e o que é contingente, a diferença está na impossibilidade de demonstração; daí a aparente relatividade das coisas humanas e do que se pode conhecer acerca delas" (Silva, 1998, p. 22).

A esse conhecimento que é disponível aos psiquiatras na ocasião do julgamento clínico sem que precisem recorrer ao conhecimento racional e consciente, Banzato e Zorzanelli (2017) também chamam de *conhecimento tácito*. A sabedoria prática, portanto, se refere ao conhecimento adquirido pela experiência, em oposição ao que é conhecido racionalmente.

Diante da inequívoca importância dessa virtude, caberá explorar no material empírico quais outras virtudes são relevantes especificamente para o julgamento clínico e tomada de decisão nas internações involuntárias.

5. O dilema das internações involuntárias

> *O ideal de vida a ser restituído pela intervenção psiquiátrica talvez seja o segredo mais bem guardado dos psiquiatras.*
>
> John Sadler, 2005

Há 20 anos, a Lei da Reforma Psiquiátrica (Lei n. 10.216, de 6 de abril de 2001) – resultado de um longo debate sobre o Projeto de Lei n. 3.657/1989, de autoria do deputado federal Paulo Delgado (PT-MG) – instituiu novos parâmetros para o tratamento da saúde mental no Brasil (Pitta, 2011).

Desde então, a desinstitucionalização de doentes mentais deixou de ser a "proposta alternativa" (Bezerra Jr., 2007, p. 243) e o tratamento ambulatorial passou a ser a política de saúde mental oficial em todo o país. Isso diminuiu progressivamente as vagas para internação e fez com que fossem estabelecidos critérios para maior controle das internações involuntárias. Ainda assim, pouco tem sido debatido na literatura psiquiátrica sobre os critérios previstos em lei para a tomada de decisão nesses casos, em especial no que tange ao motivo da internação e justificativa da involuntariedade. Esclarecer conceitos e clarear possíveis mal-entendidos é, portanto, fundamental, já que a decisão sobre internar ou não um paciente involuntariamente é, certamente, o ato mais importante e difícil do trabalho de um psiquiatra.

De acordo com a Lei n. 10.216/2001, complementada pela Portaria n. 2.391/GM/2002 do Ministério da Saúde, a internação involuntária é aquela "em que se dá sem o consentimento do usuário e a pedido de terceiro" (art. 6º). A rigor, todo paciente que não assine o termo de consentimento por qualquer motivo deverá ter sua internação comunicada à autoridade judicial para que possa ser reavaliada (Barros; Serafim, 2009). Caso o paciente concorde em assinar, mas seja incapaz de consentir em função de algum transtorno mental, tal consentimento não será considerado válido, devendo a internação também ser comunicada à autoridade judicial (CFM, 2013). A involuntariedade é aqui, portanto, sinônimo de incapacidade de consentir.

A competência do médico para realizar a internação é também inequívoca no art. 6º da Lei n. 10.216/2001. Mas, nos termos da lei, "a internação psiquiátrica somente será realizada mediante laudo médico circunstanciado que caracterize os seus *motivos*" (grifo do autor). Note-se, no entanto, que os motivos não são especificados no texto da lei. Sua única exigência é a de que a internação (em qualquer modalidade) seja indicada somente quando "os recursos extra-hospitalares se mostrarem insuficientes" (art. 4º). Trata-se aqui, portanto, de um critério de difícil mensuração, sujeito à avaliação clínica e subjetiva do psiquiatra.

Não apenas a avaliação dos motivos para a internação involuntária é imprecisa, mas ainda as dificuldades do diagnóstico do transtorno mental em si contribuem para tornar a situação ainda mais complexa. Em muitos casos, comportamentos que simplesmente extrapolam as regras sociais não configuram necessariamente um transtorno mental. Tome-se como exemplo algum sujeito em uma manifestação política e com intenções de agressão à ordem pública – as quais são motivadas pelas convicções e ideais do indivíduo. Mesmo que possam ser consideradas exageradas, as ações desse indivíduo talvez não correspondam a um transtorno mental, já que o diagnóstico depende não somente do comportamento externalizado, mas, sobretudo, da avaliação do estado mental e da relação com o meio no qual está inserido. Além disso, e não menos importante, seria necessário definir, no caso de um transtorno mental, se o sujeito apresentaria perda da capacidade de autonomia sobre suas decisões.

Internação involuntária: uma decisão difícil

As situações em que a perda da capacidade decisória do paciente não está evidente ou nas quais a perda da autonomia é clara, mas o risco de prejuízo à saúde é difícil de avaliar, configuram casos bastante complexos na prática do psiquiatra, dentro da qual são denominados *casos difíceis*. Conforme apresentado anteriormente, os casos difíceis não são sinônimos de patologias mais raras e que exigiriam o uso de sofisticados recursos tecnológicos, mas ocasiões nas quais se está diante de dificuldades sobre a conduta assistencial e terapêutica a ser adotada e que estabeleceriam algum dilema ético e moral.

Esse entendimento pode ser encontrado em Schraiber (2001), Schraiber *et al.* (2003), Yokaichiya, Figueiredo e Schraiber (2007) e em Lima *et al.* (2007), segundo os quais os pacientes que não aderem à proposta assistencial oferecida são considerados *pessoas difíceis* pelos profissionais de saúde. Esses autores chamam atenção para a transmutação que ocorre nesses casos, quando os profissionais de saúde transformam suas próprias dificuldades assistenciais (*casos difíceis*) em dificuldades dos pacientes (*pessoas difíceis*). Não se pode esquecer, contudo, que, ao envolver a possibilidade da internação psiquiátrica involuntária, a situação assistencial é dotada de maior dramaticidade. O leque das decisões possíveis estaria então pautado por restrições, perdas e mesmo potenciais danos para o paciente, tensionando uma situação reconhecida pelos próprios profissionais como atinente à autoridade do psiquiatra.

A partir de Weber, Lima (2007) relembra que nos casos difíceis tanto a ação emocional (isto é, o agir precipitado em função da ansiedade com o contexto de alguma decisão difícil) quanto a ação tradicional (ou seja, aquela na qual o psiquiatra age de acordo com hábitos, costumes e crenças, tomando uma decisão irrefletida) tenderiam a "obscurecer a visão do médico para as repercussões futuras indesejáveis de uma internação não referendada pelo próprio paciente" (p. 119). O autor também reforça que a "intervenção médica nesse caso deverá ser, e só se legitimará enquanto tal, uma ação necessariamente racional, e essa o será a um só tempo com relação a um objetivo e com relação a um valor" (*Ibidem*, p. 119).

Assim, avaliar a capacidade de autonomia do paciente para optar pela internação ou não, bem como o risco à saúde envolvido em cada caso, revela-se tarefa das mais complexas e difíceis na atividade do psiquiatra, e por isso mesmo paradigmática para a prática da especialidade. Além disso, tal tarefa é exemplar no que diz respeito aos conflitos éticos que traz, colocando com frequência valores igualmente importantes em lados conflitantes. Nos casos aqui em questão: autonomia do paciente e a preservação de sua saúde.

Avaliação do risco à saúde: o motivo da internação

Documento da maior importância e que deve ser enviado ao Ministério Público Estadual em até 72 horas após a ocorrência, o Termo de Comunicação de Internação Psiquiátrica Involuntária (TCIPI) apresenta uma lista de possíveis motivos para a internação.[1] Todos eles fazem referência essencialmente a algum risco à saúde do paciente, mesmo que não seja imediatamente um risco à vida. Isso significa que, mesmo que o paciente não apresente na ocasião ideação suicida ou heteroagressiva (o que representaria risco à própria vida ou à vida de outro), problemas como o prejuízo de autocuidados, a exposição social ou a falência do tratamento ambulatorial, por representarem risco à saúde, devem ser considerados indicativos da necessidade de internação, desde que associados a um transtorno mental.

O risco iminente à vida é relativamente raro na psiquiatria, já que ele está presente somente quando há evidências de ideação suicida com planejamento concreto no momento da avaliação ou em casos de problemas clínicos associados (como na síndrome neuroléptica maligna) nos quais o paciente pode apresentar instabilidade hemodinâmica, com necessidade de tratamento em ambiente de terapia intensiva. Mais comum é que os psiquiatras se deparem com pacientes psicóticos agitados, nos quais há um risco de auto ou heteroagressividade, mas que não configuram *stricto sensu* risco iminente de morte.

---

1 O TCIPI não segue um padrão no Brasil. Na comparação de dois serviços de saúde dentro do mesmo município constam motivos para a internação diferentes em seus respectivos TCIPI. Além disso, alguns erros na descrição dos motivos, como no item B ("recursos socioambientais insuficientes para o tratamento hospitalar"), exigem uma revisão urgente do termo para a construção de dados epidemiológicos confiáveis que permitam uma análise da situação no país, conforme apontado em uma *carta ao editor* submetida à *Brazilian Journal of Psychiatry*.

É por isso que o Conselho Federal de Medicina (CFM) julgou necessário instituir uma resolução específica (Resolução CFM n. 2.057/2013) para a prática psiquiátrica, na qual ficaram estabelecidos os critérios para a internação involuntária.

> *Art. 31. O paciente com doença mental somente poderá ser internado involuntariamente se, em função de sua doença, apresentar uma das seguintes condições, inclusive para aquelas situações definidas como emergência médica:*
>
> *– Risco de auto-agressão*
>
> *– Risco de heteroagressão*
>
> *– Risco de agressão à ordem pública*
>
> *– Risco de exposição social*
>
> *– Incapacidade grave de autocuidados.*
>
> *§ 1º O risco à vida ou à saúde compreende incapacidade grave de autocuidados, grave síndrome de abstinência a substância psicoativa, intoxicação intensa por substância psicoativa e/ou grave quadro de dependência química.* (CFM, 2013)

A partir dessa resolução, a internação involuntária pode ser realizada em situações que não configuram propriamente risco iminente à vida, mas que configuram risco de prejuízo grave à saúde do paciente. No entanto, Szmukler e Rose (2013) apontam a dificuldade de estabelecer na prática esse risco iminente e associado a transtornos mentais. Os autores ressaltam que ainda não existem ferramentas robustas para avaliação de risco no campo da saúde mental e defendem que o próprio conceito de risco é um construto social, complexo e com conotação moral.

Esse cálculo de risco depende da avaliação de cada caso individualmente, e nele são considerados não apenas o diagnóstico formal, mas também o suporte social, isto é, as condições emocionais oferecidas pelos familiares para manter uma internação domiciliar ou para apoiar a internação involuntária. Saber algo sobre a família do paciente é fundamental para a tomada dessa decisão, dado que a melhor evolução do quadro dependerá, e muito, do envolvimento dos familiares no tratamento.

Ainda assim, em situações extremas, o médico poderá tomar sua decisão sem o respaldo da família do paciente, mas ciente de que o caso poderá adentrar a esfera jurídica caso a família questione a conduta adotada. O sistema legal brasileiro permite a impetração de *habeas corpus* contra internação psiquiátrica involuntária irregular, conforme decisão de 2004 do Superior Tribunal de Justiça (STJ),[2] exigindo assim do médico que embase muito bem a sua decisão, descrevendo-a em prontuário e, preferencialmente, tendo o apoio da equipe de enfermagem de plantão. Além disso, aspectos subjetivos do próprio psiquiatra influenciam diretamente essa avaliação de risco. Um estudo norte-americano envolvendo médicos residentes de Psiquiatria (Sattar *et al.*, 2006) demonstrou que características da personalidade dos médicos, independentemente do caso avaliado, influenciam a probabilidade de o médico liberar ou admitir involuntariamente o paciente. E isso reforçaria a necessidade de atividades de supervisão com os residentes, aconselhamento individual ou até mesmo psicoterapia.

Em suma, pode-se afirmar aqui que a indicação da internação exige do psiquiatra, em primeiro lugar, uma competência técnica que garanta uma avaliação rigorosa da presença e da gravidade do transtorno mental. Não obstante, o psiquiatra deverá ser capaz, em segundo lugar, de refletir sobre os valores presentes no momento da decisão. Só assim será possível estabelecer de forma consistente se haveria indicação de internação para determinado paciente ou se o tratamento poderia ser manejado ambulatoriamente com medidas adicionais de contenção de risco.

Avaliação da autonomia do paciente: a justificativa da involuntariedade

Além da avaliação do risco à vida, outra grande dificuldade que se coloca nessas situações é a de avaliar a capacidade do paciente de escolher e de se responsabilizar por seus atos, isto é, sua autonomia diante da situação.

---

2 Disponível em: https://stj.jusbrasil.com.br/jurisprudencia/19400167/habeas-corpus-hc-35301-rj-2004-0063013-3.

Na clínica em geral, há muitas situações em que os pacientes que apresentam doenças crônicas e necessitam de uso diário de medicação não aderem ao tratamento, prejudicando a evolução de seu quadro e causando irritação e frustração ao médico (Yokaichiya; Figueiredo; Schraiber, 2007; Lima *et al.*, 2007). Ainda assim, o respeito à autonomia se impõe diante de um paciente consciente do seu quadro e dos riscos de suas escolhas. Isso porque a autonomia é um dos princípios da bioética e está presente já nos princípios fundamentais do Código de Ética Médica (2019):

> *XXI – No processo de tomada de decisões profissionais, de acordo com seus ditames de consciência e as previsões legais, o médico aceitará as escolhas de seus pacientes relativas aos procedimentos diagnósticos e terapêuticos por eles expressos, desde que adequadas ao caso e cientificamente reconhecidas.*

O qual complementa no art. 31:

> *É vedado ao médico: desrespeitar o direito do paciente ou de seu representante legal de decidir livremente sobre a execução de práticas diagnósticas ou terapêuticas, salvo em caso de iminente risco de morte.*

É facultado ao médico desrespeitar o direito do paciente ou de seu representante legal de decidir livremente, mas somente em casos de risco iminente de morte e, se for esse o caso, o médico deverá internar o paciente mesmo que não tenha o seu consentimento ou de sua família.

A perda da capacidade de consentir (autonomia) constitui condição *sine qua non* para a internação involuntária. Está explícita ou implicitamente presente no TCIPI em todos os itens que consideram a justificativa para a internação involuntária. O importante aqui é que os transtornos mentais, em teoria, podem sempre ter impacto na capacidade do indivíduo de tomar suas decisões de forma plenamente autônoma, isto é, não influenciado por alterações cognitivas, afetivas ou volitivas. Lembrando o psiquiatra francês Henry Ey, as doenças mentais caracterizam-se essencialmente como *a patologia da liberdade* (Ey; Bernard; Brisset, 1981). Assim, para evitar a contradição entre fatos e normas, é preciso que sejam feitas distinções entre as diferentes formas de adoecimento mental, tendo em vista como elas comprometem em diferentes graus essa liberdade.

A falta de autonomia é evidente em síndromes psicóticas, nas quais o juízo de realidade e a capacidade de entendimento estão comprometidos e o paciente não consegue agir senão sob influência do transtorno. No entanto, na maior parte dos transtornos mentais, os pacientes tendem a preservar sua capacidade de escolha de forma geral, inclusive sobre o tratamento (Matthews, 2000).

As legislações ao redor do mundo sobre internações psiquiátricas involuntárias indicam diversas maneiras de formular e responder ao problema. Em um estudo recente que analisou as leis sobre saúde mental em 31 países de renda baixa e média, Wickremsinhe (2018) mostrou que em 24 desses países não é exigida uma avaliação de capacidade antes da internação involuntária, o que justificaria, explícita ou implicitamente, a admissão forçada do paciente baseada apenas na presença de algum transtorno mental. Tal ocorrência não encontra respaldo nos parâmetros éticos utilizados atualmente na psiquiatria e, como ressaltam alguns autores, a presença de um transtorno mental, sem prejuízo da capacidade de decisão, não justifica qualquer tratamento involuntário, podendo ser considerado inclusive um abuso (Steinert, 2017).

Diversos autores dedicaram-se nos últimos anos ao desenvolvimento de métodos de avaliação da capacidade de consentir ao tratamento (Appelbaum, 2007; Grisso; Appelbaum; Hill-Fotouhi, 1997). Em um deles, o *MacArthur Competence Assessment Tool-Treatment* (MacCAT-T), são indicadas algumas capacidades básicas em torno das quais a avaliação deveria ser feita, por exemplo: capacidade de comunicar uma escolha, de entender informações relevantes ao caso, de apreciar a situação e suas consequências e de raciocinar em relação à própria situação (Grisso; Appelbaum; Hill-Fotouhi, 1997). Em um estudo multicêntrico realizado na Itália, entre 2012 e 2013, 131 pacientes internados involuntariamente foram avaliados em relação à sua capacidade de consentir ao tratamento (Mandarelli *et al.*, 2018) – entre os instrumentos utilizados, estava o MacCAT-T. Ficou evidente que 22% desses pacientes apresentavam alta capacidade de consentir ao tratamento, o que contrastava com sua situação de internação involuntária e revelava uma possível dicotomia entre o *status* clínico e legal desses pacientes.

Assim, nas situações em que o paciente é trazido ao psiquiatra por familiares em razão de apresentar algum comportamento que o colocaria contra as regras sociais, mas o qual não configuraria sintoma de transtorno mental, o psiquiatra poderá tão somente tentar persuadi-lo do contrário, mas não estará autorizado a tomar uma atitude contra a vontade do paciente (Buchanan; Brock, 1990). Alguém que manifesta a vontade de agredir o vizinho, roubar uma loja ou usar drogas ilícitas, por exemplo, não deverá ser internado em hospital psiquiátrico, mesmo que haja risco evidente de prejuízo a terceiros. Na ausência de um transtorno mental diagnosticado ou se o transtorno mental não privar o paciente da capacidade de escolha, a internação involuntária não se justifica, mesmo que tenha motivos suficientes para sua indicação. Ela só deverá ser realizada se, na avaliação do médico, o paciente não puder responder por seus atos em função de um transtorno mental que o prive dessa capacidade.

6. Exercícios de julgamento clínico e tomada de decisão

*Considerando tudo isso, segundo o julgamento exclusivo
da visão, eu seria apenas uma imagem da loucura.
É necessário que o médico não só confie na visão para
julgar a doença, mas também nas circunstâncias.*

Hipócrates, 2011

Os sujeitos que aceitaram participar do presente estudo totalizaram 17 indivíduos (12 homens e 5 mulheres). Todos eram na ocasião da pesquisa residentes em Psiquiatria, oriundos de diversas escolas médicas e cujas idades variavam entre 25 e 30 anos.

A análise do conteúdo das entrevistas focalizadas revelou que os entrevistados, mesmo pertencendo ao mesmo programa de especialização em Psiquiatria e estando no mesmo nível de formação profissional, apresentam condutas substancialmente diferentes diante dos mesmos casos hipotéticos propostos. Quando questionados sobre a decisão de internar involuntariamente, alguns residentes disseram que internariam os dois pacientes, outros, nenhum deles; e houve ainda quem dissesse que internaria a paciente do primeiro caso e não a do segundo, bem como aqueles que fariam o contrário. O conjunto das entrevistas demonstrou que a tomada de decisão final dependerá, primordialmente, do julgamento individual do psiquiatra quanto à presença de um transtorno mental e quanto à necessidade de internação involuntária em cada caso. Assim, foi imperativo avaliar quais os critérios reivindicados por cada um dos entrevistados para justificar a sua decisão.

Para isso, além dos dois parâmetros principais e regimentais (risco à saúde e capacidade de decisão), outros fatores foram considerados importantes para melhor explorar os conteúdos das entrevistas, tendo sido divididos em categorias temáticas segundo dois momentos da avaliação médica: o processo de tomada de decisão (o qual inclui não somente o raciocínio sobre o diagnóstico psiquiátrico em si, mas também a avaliação do risco à saúde e capacidade decisória do paciente) e a decisão final sobre o caso (internar ou não o paciente). Nas entrevistas, nem sempre esses momentos se sucederam nessa ordem, pois alguns dos participantes expressaram de antemão sua decisão final, antes de expor seu raciocínio ou amadurecer a decisão enquanto "pensava em voz alta". A despeito disso, em razão do valor analítico dessa divisão, ambos os momentos serão tratados separadamente.

O primeiro momento: o julgamento clínico

Além do diagnóstico de transtorno mental, o psiquiatra deve sempre decidir, de acordo com a legislação vigente, se há ou não motivo para a internação, ou seja, avaliar a gravidade e em que tipo de risco o transtorno coloca o paciente. Ele deve ainda julgar se há justificativa para a involuntariedade, isto é, se as condições mentais do paciente naquele determinado momento privam-no de sua capacidade de decidir por si mesmo. Embora isso esteja muitas vezes apenas implícito no raciocínio dos psiquiatras, todos os entrevistados consideraram esses dois critérios para sua decisão.

Os casos clínicos apresentados apontam para dificuldades diferentes em relação ao julgamento do risco e autonomia do paciente. No primeiro, não é possível estabelecer com convicção se a paciente apresenta um transtorno mental, pois seu histórico indica apenas características de personalidade – as quais podem ou não ser consideradas patológicas. Além disso, a falta de colaboração e a atitude de oposição da paciente ao tratamento não são sinais evidentes de alteração do exame psíquico, mas podem ser consideradas sinais de risco, dependendo do avaliador. O caso revela-se difícil em virtude da incerteza em torno da magnitude do risco de suicídio envolvido na situação, especialmente em razão da ausência de respaldo familiar. Já no segundo caso, não houve dúvida quanto ao histórico de transtorno mental do paciente, o qual é relatado pela família e está descrito nos prontuários médicos. O exame psíquico também aponta para algumas alterações do humor, porém, de difícil precisão se reativas ou não ao conflito vivenciado pelo paciente. Nesse caso, o risco de heteroagressividade se mostra presente, mas é difícil estabelecer a capacidade de autonomia do paciente em relação às suas decisões.

A importância do diagnóstico

Estabelecer um diagnóstico psiquiátrico consiste em avaliar alterações no estado mental e de comportamento que prejudiquem o desempenho pessoal, social ou profissional do paciente (CID-10, DSM-5). Em termos práticos, significa dizer que as manifestações apresentadas não se justificam pelo momento biográfico e contexto vivencial do paciente. Trata-se, portanto, de uma avaliação complexa que depende da capacidade do psiquiatra de fazer uma boa entrevista e exame psíquico, bem como coadunar os dados obtidos com o conhecimento psicopatológico. Na psiquiatria, muitas vezes o diagnóstico nosográfico não é bem estabelecido numa primeira entrevista, sendo realizado um diagnóstico mais amplo. Nesses casos, pode-se falar, por exemplo, em "síndromes psicóticas" sem quaisquer prejuízos para o tratamento estipulado.

O primeiro aspecto que merece destaque no que diz respeito ao processo de tomada de decisão foi uma busca, de antemão, dos psiquiatras por estabelecer um diagnóstico nosográfico específico para cada um dos casos. Ao serem questionados sobre suas impressões iniciais (pergunta aberta da entrevista e que não visava uma resposta específica), muitos psiquiatras começaram suas respostas com seu diagnóstico nosográfico para o caso. Antes de avaliar as condições em que se apresentava o paciente, preocuparam-se em sustentar seu raciocínio com base na hipótese diagnóstica aventada.

Vale ressaltar aqui que não há nenhum provimento legal que estabeleça como condição a presença de determinados diagnósticos para a internação, cabendo ao psiquiatra apenas definir se haveria um transtorno com indicação de internação, a depender do risco à saúde e da capacidade de decisão do paciente.

Tal preocupação em enquadrar de pronto os casos examinados em diagnósticos nosográficos é evidente nas falas citadas a seguir.[1]

> *Bianca: Enfim, difícil falar, mas parece ser um transtorno de personalidade; algo talvez do tipo* borderline.
>
> *Sérgio: Então, uma mulher jovem, né? Já vai formando um pensamento um pouco de...: mulher jovem, ciências sociais, que começa a brigar. Enfim, brigas e rupturas desde a adolescência. Acho eu que a primeira coisa que já vai montando é uma hipótese de transtorno de personalidade assim.*
>
> *Rafaela: Mas parece ser inevitável pensar a partir do diagnóstico: sempre vem primeiro o diagnóstico na cabeça, né? A gente vai meio buscando, né? Parece um transtorno da personalidade* borderline, *a princípio.*
>
> *Ana: Assim... você vai ler um caso e vai... Não tem como, surge, mesmo que você não queira, fazer uma hipótese.*
>
> *Clóvis: Parece uma paciente com funcionamento "border",[2] né?*

Para Marcus, o próprio diagnóstico foi suficiente para sua decisão no segundo caso, pois anuncia maior gravidade:

> *Assim... não sei se isso é protocolar, mas é comum na prática psiquiátrica que, estando em fase maniforme psicótica, o paciente [possa] ser internado e ponto.*

---

1 Em respeito à privacidade dos residentes entrevistados, não serão indicados nas transcrições os seus nomes, sendo utilizados nomes fictícios.

2 "Border" é um termo frequentemente usado por psiquiatras para se referir ao transtorno da personalidade *borderline*.

Já Mário considera o diagnóstico do primeiro caso de menor gravidade e o diferencia de casos em que a internação seria necessária, mas considera mesmo assim manter a paciente no hospital para que se sinta acolhida. Para ele, o diagnóstico de transtorno de personalidade implica um risco menor do que uma depressão grave, o que exige diferentes condutas:

> *Então, é uma paciente que a gente sente que não dá para mandar para casa assim de qualquer jeito, pelo risco dela se sentir rejeitada, abandonada no tratamento. Então, a partir disso a conduta já é acolher, pôr em uma maca, apesar da gente classificar que não tem esse risco maior a transtorno de personalidade, que não é uma depressão grave, uma coisa que indicaria uma internação, mas manter no pronto-socorro para dar esse contorno, para dar essa acolhida inicial para ela se sentir, enfim, não se sentir abandonada, não se sentir desprezada.*

Com base no mesmo diagnóstico de Mário, Marcus decidiu mantê-la internada em virtude do risco, mesmo citando evidências científicas contrárias à internação de pacientes com esse diagnóstico:

> *[...] baseado no que [se] tem de informação de internação por borderline, que as internações longas podem piorar o paciente, eu pensei muito isso, se não dá para liberar agora. Mas assim... vamos deixar por um tempo curto.*

Já para Bruno, o importante era identificar alterações do exame psíquico para sustentar sua decisão, mostrando que, mesmo quando não se faz um diagnóstico nosográfico, o trabalho do psiquiatra se basearia em julgar se aquele funcionamento é normal ou não:

> *Independentemente se fosse um transtorno de personalidade, se não tivesse transtorno de personalidade, se fosse só uma crise, não ia fazer muita diferença [...] Mesmo que não desse para fazer o diagnóstico, eu acho que o principal no pronto-socorro ia ser: o*

que eu tenho aqui? A primeira coisa: não ter alteração do juízo de realidade nem polarização do humor.

Indicar o diagnóstico não significa que os psiquiatras estivessem indiferentes à necessidade de individualização do caso, mas apenas que o diagnóstico tem um papel heurístico na formulação do raciocínio clínico e das estratégias terapêuticas. Conforme relata Guilherme:

> *Eu acho o título diagnóstico em si algo muito artificial, porque a pessoa, sei lá, pode ser classificada como "border", mas é uma classificação que nós colocamos a ela. Então a gente se basear em uma classificação que a gente colocou nela... não quer dizer que seja realmente dela... O que é dela mesmo é a história de vida dela, o meio que ela vive, a forma como ela lida com o mundo. Mas usar simplesmente a palavra, o título que a gente deu a ela... nós estamos usando um título que nós mesmos fornecemos para tirarmos a conclusão, não parece muito lógico. [...] Eu acho que ele é importante para a gente entender, talvez mais globalmente, pensar estratégias mais amplas. Mas acho que todas as estratégias amplas elas vão passar por um funil pessoal, precisam ser singularizadas. Então, é importante para entender de uma forma mais ampla, tentar predizer coisas, pensar em estratégias terapêuticas. Mas as estratégias terapêuticas e o planejamento e as previsões dependem muito da singularidade.*

Sérgio também apontava que o diagnóstico construiria um estereótipo que o incomodava, mas que não deixava de ser útil e um modo de identificar padrões de comportamento:

> *[...] eu acho isso muito engraçado, fica muito preconceituoso mesmo. A minha sensação é essa. Mas é muito do que a gente vê, e as coisas se repetem assim, tornam-se padrões, e acaba que a gente pode falar isso, porque vê muito... pela formação empírica. De*

> *certa maneira me incomoda um pouco, porque a gente já vai... essa coisa de já ir com a ideia formada.*

Já para Leandro, mesmo considerando o diagnóstico, as condições em que a paciente se apresenta são mais importantes para seu julgamento clínico. Seu relato resume de forma objetiva o conflito que o primeiro caso coloca para o psiquiatra:

> *Bom, de Psicopatologia e de evolução do quadro, mesmo pensando nas medicações que já tomou... e a irregularidade... porque o foco está na relação interpessoal. Parece um transtorno da personalidade, possivelmente* borderline*. A questão é que ela teve um evento agudo de certa impulsividade com ideação suicida, e não tem ninguém na família para validar uma suposta internação involuntária.*

Avaliação do risco à saúde

Conforme exposto no Capítulo 5, o conceito psiquiátrico de risco à saúde contempla não somente o risco iminente de morte, como nos casos de ameaça de auto ou heteroagressividade, mas também qualquer situação que, em função do transtorno mental, cause prejuízo aos autocuidados do paciente, exponha-o socialmente ou gere danos à ordem pública (Abdalla-Filho; Telles; Chalub, 2015).

Todas essas situações devem ser consideradas pelo psiquiatra e avaliadas em termos da magnitude do risco que oferecem. Escalas de avaliação de risco que tentam prever os desfechos negativos, no entanto, não garantem a segurança do psiquiatra na tomada de decisão, podendo, quando muito, protegê-lo juridicamente de eventuais questionamentos sobre a conduta adotada. Além disso, o diagnóstico muitas vezes não é suficiente para prever o que acontecerá, e as contingências do ambiente também podem interferir nas ações do paciente. Tal complexidade coloca o psiquiatra em conflito, conforme atesta Ana:

> *Não internar às vezes pode ser a conduta, mas você fica receoso porque você sabe que não está mexendo [em] nada no que desencadeou aquilo. Então você fica em uma posição entre poder ser muito iatrogênico para o paciente, mas poder também estar se colocando. Depois se acontecer alguma coisa, é muito fácil alguém falar: "puxa, mas ela falou para você que poderia fazer de novo!". E você fica entre a cruz e a espada muitas vezes. Eu não gosto de atender... por mais que a gente, no final das contas a maior parte das vezes você dá alta, e não vai acontecer de novo com tanta proximidade, né?*

Por isso, é difícil ser estimado o risco ao qual estará submetido o paciente em caso de seguimento ambulatorial sem internação, e nos casos mais difíceis isso varia de acordo com o ponto de vista de cada psiquiatra naquele momento, como se vê em vários relatos:

> *Lorena: [...] mesmo que ela não tivesse uma ideação suicida estruturada e eu tivesse certeza que ela não tem ideação suicida, mas por ser uma "border" e ela não ter se aberto, ainda estar em evento agudo, assim, então, a capacidade interna dela está ruim. Eu acho que se eu liberasse ela, ela poderia não se suicidar, mas se cortar, transar, ir na Cracolândia... assim, outros comportamentos de risco que não o suicídio.*
>
> *Sérgio: [...] eu gosto muito de olhar o momento e as condições daquele momento que está posto ali. Por exemplo, essa é uma pessoa que, se a gente for pensar em risco de suicídio, fazer escala, aplicar alguma escala de suicídio, provavelmente pontua alto, e aí eu acho que tem um risco alto nesse padrão. Mas eu acho que uma pessoa que tem um histórico de ter essa coisa mais impulsiva, de ter um comportamento mais intempestivo, de ter tentativas prévias, já é uma coisa que tem claramente um... o que começa, o que desencadeia... tem um suporte aí, mesmo que seja da amiga, mas tem uma condição de estar sendo vista, de estar... Então acho*

que isso... apesar de... se a gente for entrar em ideias, bem... a ciência comprova. Enfim, eu acho que é uma coisa que pesa diferente. Trazer para a pessoa aquilo que a gente costuma ver na prática assim.

Bruno: [...] eu não sei o quanto é esse risco realmente, né? Então talvez eu estivesse internando involuntariamente uma paciente que o risco não é tão alto.

Mário: [...] é, porque eu acho que, pelo histórico dela, de nunca ter colocado a vida em risco, a questão de ser... de no momento estar um pouco resistente ao médico, mas não parece uma ideação suicida, parece que foi uma coisa mais impulsiva e a experiência de prontos-socorros que a gente tem na residência... desses pacientes com essa labilidade emocional, geralmente a primeira continência de passar uma noite em pronto-socorro, de passar um primeiro momento em pronto-socorro já são suficientes para você... segurar a crise e lidar com isso de uma forma mais longitudinal.

Ana: É o tipo de caso que eu não gosto de atender em PS. [...] Eu acho que a maior parte das vezes é esse tipo de caso, que são situações bastante ideativas [e] que muitas vezes é mais uma coisa de uma impulsividade do que um planejamento de fato, mas no PS você tem uma abordagem muito pequena. É um lugar que realmente não dá para fazer uma abordagem muito legal pelo contexto do lugar, tudo. E você sabe que aquilo é muito relacional, depende de várias interações da pessoa com os familiares, com os amigos. E muitas vezes a pessoa vai ("não quero mais me matar"), mas você sabe que ela vai sair dali e o ambiente que provocou tudo aquilo vai ser o mesmo. Então, ela ter esse tipo de reação naquele mesmo ambiente é muito possível que aconteça, mas também você não vê um critério de internação. Você não vai internar porque não tem uma ideação suicida estruturada, às vezes não, [mas] tem uma questão de humor, né? Humor deprimido que mantém esse planejamento, que justifique uma internação. Só que você

> *também fica desconfortável ("tá bom, vou te dar alta, sendo que nada vai mudar [o] que você está falando aqui agora") e geralmente é ("ah tá, pensei uma coisa impulsiva, não planejei, foi de momento, estou arrependida... se acontecer de novo eu não sei se faria de novo"). Então, eu detesto atender esse tipo de... é, eu detesto, eu detesto. É o caso que mais detesto atender no pronto-socorro é esse tipo de caso. Da psiquiatria...*

Embora não tenha surgido espontaneamente, mas apenas quando inquirido, um aspecto que parece ter influenciado alguns entrevistados na sua avaliação de risco foi a preocupação com processos judiciais ou com arrependimento ou "peso na consciência".

> *Pesquisador: E te preocuparia, isto é, você levou em consideração para mantê-la no hospital algum processo, como por exemplo: "putz, vai que libere essa moça com a amiga e aí depois acontece alguma zica...".*
> *Marcus: sim...*
> *Pesquisador: passou pela sua cabeça isso?*
> *Marcus: Sim, mas também corro o risco de ser processado também por mantê-la [a paciente internada]. Mas aí eu tenho mais justificativas e eu estaria mais assegurado do que dar alta e acontecer alguma coisa.*
> *Pesquisador: De uma certa maneira, a sua decisão também passa por se proteger profissionalmente, vamos dizer assim.*
> *Marcus: Sim, 99% das vezes [risos] [...] deixando ela internada eu tenho mais recursos de me defender e também porque ela está com uma amiga, que apesar de ser maior de idade é só uma amiga, não é a família e tudo mais. Quem vai processar depois é a família [...] Não, não hesitei para internar, porque o risco é muito maior [de] ela ser liberada, fazer alguma coisa e a família me processar... uma família [em] que os pais são engenheiros e tem condição de ter um bom advogado... do que [se] eu deixá-la no pronto-socorro*

> *(posso ser processado, mas não tem muita justificativa por parte deles e eu saberia manejar ali na hora). Assim... saberia em termos, né? Teria mais condições de me justificar depois.*
>
> *Ana: Nossa, dá muito [medo de processo judicial]! Por isso que eu detesto atender este tipo de caso. Aí vai lá [a paciente] e se suicida, você fala "pô, será que eu devia ter (internado)?". Eu acho que não se suicida na maior parte das vezes, mas sempre pode acontecer.*
>
> *Pesquisador: O que você teria mais medo: de um processo médico ou de um peso na consciência assim?*
>
> *Tulio: Peso na consciência, sem dúvida.*

Ao ser questionado diretamente sobre possíveis desdobramentos ético-jurídicos da conduta adotada, Bruno negou, a princípio, sentir medo, mas em seguida revelou-se cauteloso com esse tipo de procedimento e disse ter até mesmo contratado um seguro para isso. Ainda assim, acreditava ele que sua conduta fosse sempre orientada de acordo com sua consciência moral.

> *Pesquisador: E você não tem medo dos pais processarem você, de repercussões legais, dessas "dores de cabeça"?*
>
> *Bruno: Não, por isso não. Por isso não. Tenho até um segurinho agora, até porque a consequência seria mais a dor de cabeça. Se estivesse em paz com a minha conduta... vai ser julgado por alguém, sei lá, pelo CRM. Pode ser que os colegas que forem julgar achem que a minha conduta não foi... Eles podem mudar a minha ideia... e se discordar ser punido de alguma forma. Mas eu teria tranquilidade de "não, estou tomando a conduta correta". Vou ter dor de cabeça, porque eu vou ter que ir me justificar ao CRM e tal. Mas, no final, vai ficar tudo bem, porque eu não fiz nada de errado: não foi negligência, imperícia nem imprudência. Teria essa paz.*

De fato, o psiquiatra está exposto a questionamentos ético-jurídicos em toda e qualquer internação involuntária que realiza, e mesmo de um desfecho negativo do caso.

> Leandro: Até porque "vulnerável" a gente sempre está quando toma a decisão de internar involuntário.
>
> Guilherme: Não é garantia nenhuma uma conduta ou outra. Se eu tomar a conduta do que eu acredito de verdade, talvez vou conseguir defender... com mais propriedade.

No segundo caso examinado, o risco parece ter sido mais evidente:

> Lorena: [...] Com certeza, internação involuntária para avaliação, troca e ajuste de medicação. Acho que ele oferece risco a ele [mesmo]. Talvez não necessariamente suicídio, mas penso até dele fazer alguma coisa ruim na empresa; negócios que depois vão prejudicá-lo. Também outros comportamentos de risco, [como] dirigir. Enfim, oferece risco aos outros, no caso. Embora ele nunca tenha batido no filho e parece que está mais relacionado a esse vizinho, de fato ele tem três filhos – inclusive para os filhos estarem vendo o pai nessa situação deve ser muito difícil. Então, um risco familiar que começa a se estender. E acho que ele se beneficiaria da mudança de medicação, da estabilização. Então, eu internaria, sim.

> Marcus: Porque tem risco de homicídio, heteroagressividade grave.

> Tulio: Então, uma situação difícil. Ia ficar muito preocupado se eu liberasse ele para casa. Talvez não acontecesse nada, [mas] é a questão do risco: o "x" por cento existe, assim como com a outra paciente. O risco existe. A gente tem que saber se é um risco baixo ou não. Acho que esse é um risco alto para agredir o vizinho, até matar o vizinho. Eu ficaria muito preocupado.

É interessante observar que, mesmo sem ter certeza de como versa a lei sobre os critérios para a internação involuntária, os entrevistados intuem que, diante de um risco iminente, podem tomar a decisão mesmo sem o consentimento da família.

Ana: Mas eu não posso também [dar alta para a paciente]? Não sei essa parte. Eu posso, não posso? Como médica, em uma situação dessas, por mais que a família não diga "não sou responsável", posso ser negligente se deixar essa pessoa ir embora. Se eu achasse claramente [...] que tinha risco, eu internaria, sim. Depois iria conversando. Acho que é isso [...] Depois a pessoa vê ("nossa, mas, realmente, acho que foi mais seguro"). Mas também dando esse respaldo; por que também vai liberar? Não sei se eu ficaria tranquila. Acho que ficaria dias pensando.

Rafaela: Ah, não, ele estando agressivo, precisando medicar, para mim é muito tranquilo.

Capacidade de decisão do paciente

Mesmo a internação estando bem indicada pelos riscos envolvidos aos pacientes, isso não é suficiente para produzir uma internação involuntária. Diante da discordância do paciente, faz-se necessária uma justificativa coerente para que o médico possa prosseguir com a internação contra a vontade do paciente.

Para isso, a capacidade de decisão do paciente deverá ser avaliada, e dependerá principalmente do juízo de realidade dele no momento da avaliação. Além disso, deverá ser avaliada a capacidade do paciente de determinar a si próprio de acordo com o entendimento da realidade. Alguém muito impulsivo, por exemplo, pode perder sua capacidade de escolha diante dessa alteração psicopatológica.

No primeiro caso apresentado, não restaram muitas dúvidas entre os sujeitos participantes quanto à capacidade de ajuizamento da realidade da paciente, isto é, entenderam que a paciente não apresentava quaisquer sintomas psicóticos.

Ana: Uma coisa é se a pessoa ("nossa, estou muito mal, será que estou querendo ter uns dias para que me ajudem?"); mas uma

> *pessoa que fala que não quer ficar internada [e] você fazer uma internação involuntária, com todo o peso que isso tem em uma paciente já com dificuldade, em uma relação interpessoal [em que] que você vai pegar e falar: "tá, não estou levando em conta você, estou levando em conta... enfim". Nessa situação, não acredito que fosse trazer benefícios a gente internar involuntariamente essa pessoa. Não me parece que tenha o que trabalhar assim muito pontualmente e a curto prazo em uma internação. [...] No primeiro caso, a autonomia é evidente, mesmo que haja risco de suicídio.*
>
> *Leandro: Não, porque está falando que a amiga também não banca, né? Então, na verdade, não tem ninguém para bancar comigo a internação involuntária. Se ela estivesse agitada, se ela estivesse com alguma alteração do juízo, evidente [que] sim. Aí dava para bancar.*
>
> *Itiro: Olha, se ela não quer ficar, você está obrigando-a a ficar. Está infringindo o direito dela. Se ela não tem, enfim, não tem um motivo clínico que impeça, que realmente te dê permissão para impedir ela de sair, eu acho que [interná-la] é um pouco além.*
>
> *Patrícia: Então, eu teria medo de dar alta, mas eu acho que não dá para bancar uma [internação] involuntária. O exame psíquico dela na hora está normal.*

Mas a potencial impulsividade da paciente despertou em alguns residentes a percepção de que ela não tinha a capacidade de se responsabilizar por seus atos, e isso justificaria a internação.

> *Caio: É, eu não estou pensando no diagnóstico. O diagnóstico aqui não faria quase diferença nenhuma nesse momento para a minha conduta.*
>
> *Pesquisador: E se você chegasse à conclusão de que isso aí não é diagnóstico nenhum, é "frescura", como dizem alguns?*
>
> *Caio: Se eu chegasse a que é um "piti"?*
>
> *Pesquisador: É, um "piti", mas com risco de suicídio.*

> Caio: O que eu faria?
>
> Pesquisador: É. Você interna ou não?
>
> Caio: Internaria.
>
> Pesquisador: E por quê?
>
> Caio: Porque "piti" mata. [...] A menina [...] parece que está meio fora de si. Nesse sentido, quer dizer, classicamente, o que se diz "piti" [talvez] seja um ataque histérico, questão de impulsividade [e] a paciente mesmo assim corre risco. Não é porque não é uma doença psiquiátrica, entre aspas, que a paciente não corre o risco de se matar.

Já a respeito do segundo caso, a perda da capacidade foi mais evidente para os entrevistados que avaliaram o quadro como psicótico ou maniforme grave. Embora a descrição do caso não trouxesse elementos substanciais do exame psíquico, os entrevistados confiaram na descrição dos familiares de que o paciente não estava no seu normal.

> Rafaela: Esse cara está perdendo, né? Está sem crítica, e já está fazendo claras ameaças de que ele pode agredir o vizinho de novo. Quer dizer, pondo gente em risco.

> Clóvis: Pode ser uma psicose de um transtorno bipolar. Eu acho que esse sentimento de grandeza, essa recusa de aceitar tratamento às vezes pode ser só uma... Só que ele pode estar em uma mania não psicótica e se recusar, falar que a empresa não anda sem ele. É, [...] acho que eu ia focar e investigar [...] (talvez seja o ponto chave do caso) [...] se o juízo de realidade, e se ele [o] tem, está preservado. Se ele está psicótico agora ou não, acho que isso é superimportante.

> Bruno: Mas, assim... quando é claro uma mania psicótica ou mania clara, para mim não tem muita dúvida, porque o risco é alto. Você não sabe o que vai acontecer.

Quando tais situações estão presentes, a capacidade de consentimento do paciente estaria prejudicada, autorizando, assim, o médico e os familiares a tomarem a decisão pelo paciente.

> *Ana: Acho que não só o diagnóstico, o apoio da família [...] esse é um caso menos "border" [risos], "fronteiriço": um caso com menos dilemas do que fazer. Eu acho que é muito mais claro você pensar, porque, enfim, você está vendo uma pessoa que aparentemente está alterada, [fora] do normal dela. Tem um exame psíquico aí alterado, está com uma questão de uma possível agressividade, está descompensado. Enfim, a família está junto e você sabe que se você tratar bem ele, volta aí a um estado mais funcional, o que é uma coisa mais pontual de se fazer. Que é um caso não que mais simples, mas menos eticamente complicado nas decisões que você vai tomar. É isso, acho que é isso.*

Clóvis contou que dava plantão de clínica médica antes da residência de Psiquiatria, e narrou uma situação em que deu alta a um paciente, mesmo ele apresentando risco à vida, por acreditar que o paciente tinha capacidade de consentimento:

> *Era um retorno que tinha pego de um colega do plantão. Ele veio com uma tomografia com uma "HSA" [hemorragia subararacnoide] ou com hematoma, não me lembro agora o que era. Mas tem que internar de urgência, né? Liguei para o neurocirurgião, escrevi tudo. Aí ele [o paciente] estava consciente. Ele falou assim: "vou ligar para o meu médico". [Mas] ele não conseguiu falar [com o médico]. Estava ele e a filha, e [o paciente] falou assim: "sem falar com ele, não vou internar". Respondi: "mas o senhor está sangrando na cabeça. Precisa internar"! Mas ele falou não. Aí a filha falou: "eu também não posso passar por cima da autoridade dele".*

E compara com o caso de uma paciente em mania:

> Apesar de não referir nenhum risco, nada, ela eu achei que não podia ir assim, porque ela não pode decidir por ela, né? Eu achava naquele momento [...] que essa paciente tinha muito mais risco de... porque ela estava em mania: ia sair dali (já era noite ali na Paulista), então ela pode, não que ela fosse se matar, mas ela pode se envolver em várias coisas prejudiciais para ela sem ter, sem estar, em pleno... decisão. Não tinha capacidade.

Clóvis lembrou ainda que o fato de o paciente estar psicótico não significaria desconsiderar completamente sua opinião, o que vai ao encontro do que é proposto pelo TCIPI. Nele está prevista a descrição do motivo da discordância da internação pelo próprio paciente. E como afirmou o mesmo psiquiatra: "mas não é porque ele [o paciente] está psicótico que a gente vai desconsiderar totalmente".

O segundo momento: a tomada de decisão quanto à internação

Ambos os casos clínicos apresentados trazem dificuldades para estabelecer os critérios para a internação involuntária: no primeiro, o risco; no segundo caso, a autonomia do paciente. Conforme observou Beatriz:

> Às vezes, quando o caso é difícil, a conduta é fácil, né? Enfim, se o caso é muito complicado, é relativamente fácil [decidir]. [...] Os mais difíceis são os mais limiares.

A dificuldade na decisão por vezes exigiu que o pesquisador colocasse o entrevistado "contra a parede": ao fim e ao cabo, uma decisão final era necessária. Afinal, na vida prática deve-se decidir, irrefreavelmente, entre liberar o paciente para retornar à sua casa ou mantê-lo internado a despeito de sua discordância. O diálogo a seguir exemplifica essa situação.

Patrícia: Se ela estiver meio hostil comigo, eu deixaria ela lá, pelo menos no pronto-socorro. Bom... mas, tipo, eu posso nem dar alta (esperar o tempo) até assinar [a internação] involuntária.

Pesquisador: Você pode. Mas concorda comigo que você está fazendo uma internação involuntária? Só não está comunicando o Ministério Público, mas você está fazendo uma internação involuntária. Você está fazendo um procedimento involuntário.

Patrícia: Não estou dando alta para a paciente!

Pesquisador: Se ela não assina, é involuntário. Não tem... não tem meia saída aí.

Patrícia: [Silêncio] Ai, que difícil!

Diante da necessidade de uma decisão em cada caso, propostas terapêuticas complementares importantes também foram lembradas. Isso mostra que a conduta final não exime o psiquiatra da responsabilidade no cuidado com o paciente, mesmo quando não há concordância do paciente com a sua decisão.

Leandro: Caso ela não tope de jeito nenhum e a amiga não banque mantê-la [internada], aí eu acho que, "paciência", daria alta a pedido. Mas orientaria que ela [a paciente] ficasse na casa da amiga, se possível, talvez nas próximas 24 horas, e que fosse tentado o contato com a família o quanto antes. E orientar [que] qualquer mudança no quadro, qualquer manifestação de ideação suicida, retorno para o hospital.

Ao deliberarem sobre a conduta a ser tomada em cada caso, três elementos parecem ter dificultado a tomada de decisão dos residentes, e se revelam comuns às duas situações clínicas apresentadas: o contexto do atendimento, a falta de suporte familiar e a dificuldade de vínculo com o paciente num primeiro atendimento.

Os depoimentos revelaram ainda que as condutas podem ser diferentes a depender da perspectiva ética adotada pelo psiquiatra para a tomada de decisão. Não surpreende que seja assim: os casos apresentados são ambos propositadamente difíceis em termos da conduta a ser tomada, passíveis de justificativa segundo qualquer uma das decisões tomadas – isto é, internação ou liberação do paciente.

A consideração desses três elementos esteve explícita no discurso de alguns entrevistados e também subsidiou a decisão dos demais de modo implícito. Cada um desses elementos pode ser valorado de uma maneira específica pelo psiquiatra e a seguir são apresentados excertos das entrevistas que demonstram a importância de cada um deles na tomada de decisão.

O contexto do atendimento

Por contexto entende-se aqui uma gama de circunstâncias do local e do momento do atendimento que podem influenciar na decisão do psiquiatra. Foram mencionados pelos entrevistados três marcadores da maior importância: a classe socioeconômica do paciente, o dispositivo de saúde (pronto-socorro, UBS ou consultório) e a natureza institucional da rede de serviços (pública ou privada).

Em relação a esse último aspecto, os entrevistados perceberam fluxos bastante diferentes e observaram que muitas vezes o caminho para a internação na rede pública de saúde é mais fácil do que na rede particular, especialmente pelos interesses financeiros dos convênios.

> *Patrícia: Com a questão de convênio, você não garante a internação. No pronto-socorro de clínica chega caso psiquiátrico, mas não é para chegar. Sempre são muito difíceis de manejar, de arranjar um lugar: não tem uma via fácil de internação. [...] Além dessa dificuldade, teria a dificuldade de você lidar com o convênio, [pois] ia demorar um tempo para o convênio autorizar uma internação. Então, acho que isso [a internação] seria mais difícil ainda. Se fosse um hospital universitário, por exemplo, que já fosse ali a internação, que fosse uma via fácil, [...] que você tem o suporte,*

> [eu] me sentiria mais segura. Agora, em um convênio, acho que me sentiria mais... [...] dependendo de mim, com mais peso da responsabilidade ainda.
>
> Caio: Eu acho que era até melhor deixar ela no PS, porque hospital psiquiátrico no Brasil é complicado. Às vezes você interna, [mas] o cara quer deixar internado um mês para ganhar dinheiro. Sinceramente, eu confio mais no serviço público de São Paulo do que no particular.
>
> Leandro: Basicamente porque no particular eu tenho uma restrição que é o paciente pagar ou não para ficar internado. Então, se [...] ninguém vai pagar, não tem como interná-lo.
>
> Rafaela: É mais difícil porque estou na UBS. O caminho para uma internação é mais complexo assim. Não consigo internar preenchendo um papel no lugar onde eu estou.

Por outro lado, no consultório particular, haveria uma autonomia maior na condução do tratamento, e também maior responsabilidade.

> Bruno: No particular tem essa tranquilidade de poder encaminhar. Até eu mesmo ver no consultório tal dia ou um colega, geralmente é um paciente que vai se não tiver dinheiro, mas pelo menos o convênio vai pagar alguma coisa. Tem uma facilidade de encaminhamento maior, né? No público às vezes a gente está meio amarrado de para onde esse paciente vai. Os CAPS até que funcionam superbem. Eu acho, mas tem os pacientes com uma resistência muito grande a ir, então fica meio perdido. Fora que nem sempre dá para jogar para a Instituição. Nem sempre dava certo, o plantão às vezes girava em torno disso. Então, acho que muda muito a questão do encaminhamento. No público, você tem mais dificuldade de saber como esse paciente vai ficar, então tendo a ser mais conservador ainda e no particular, lidando com um paciente com mais renda, eu ia ficar mais tranquilo, do tipo: "segunda-feira,

> você se compromete a procurar tal pessoa no consultório? Beleza.
> Já está ciente, já falei por telefone, está combinado". Então, facilita.
>
> Patrícia: Não, nossa, mais difícil [no consultório particular]. Aliás, não "mais difícil". Seria impossível, na verdade, porque eu tive todo o apoio do pessoal que estava lá, né?

Marcus, que trabalhava em um serviço de urgência em psiquiatria, contou como a prática pode ser influenciada também pelo número de pacientes atendidos.

> Marcus: Atendo uns doze na enfermaria. Costumam vir uns oito a dez na porta, mais uns seis a doze de observação. E uma [ou] outra interconsulta. Mas, de maneira geral, a gente acaba sabendo mais ou menos como lidar em cada situação. Dependendo do lugar que você trabalha, o tempo que você tem para cada paciente, não dá. Se eu fizer um manejo verbal, tentar medicação VO [via oral], esperar um tempo e depois ver se faço uma medicação IM [intramuscular], eu atendo seis pacientes no plantão. O hospital é coordenado por uma grande rede de hospitais, tem toda aquela coisa de produtividade e eles recebem dinheiro da Prefeitura. É, não dá para fazer a melhor prática psiquiátrica [gargalhadas]

E Rafaela revelou o conflito de não prestar um bom atendimento, hipermedicalizando seus pacientes.

> Rafaela: Eu saí de lá em um puta *conflito*, do tipo: "estou aqui para pagar a minha análise e estou fodendo com a cabeça de um monte de gente [risos], carimbando coisa que...". E nunca mais voltei lá. Assim... estava pagando superbem...

Com relação às condições socioeconômicas dos pacientes, os dois casos apresentados trazem sujeitos bastante diferentes. No primeiro, uma mulher jovem, branca, estudante e moradora de uma zona rica da cidade; no segundo, um homem de meia-idade, negro, trabalhador braçal e morador da periferia. A opção por perfis opostos teve como objetivo despertar a percepção dos entrevistados em relação à influência da condição socioeconômica dos pacientes na tomada de decisão do psiquiatra. Foi questionado ativamente se os entrevistados percebiam a influência dessas variáveis e do atendimento em serviços particulares e públicos. A isso, responderam indicando as diferenças que percebiam.

> *Clóvis: Já é uma coisa tão implícita na gente, né? Mas não sei quanto isso [...] influencia a gente, sabe? Porque realmente [...] se alguém em condições muito... se é uma pessoa mais pobre é como se você sentisse mais. Como dizer... meio que assume uma responsabilidade maior, fica mais paternalista. Também não sei se considera a pessoa menos responsável por si mesma. [...] Eu acho que não deveria ser assim, mas é uma coisa que está tão implícita no nosso modo de pensar...*

> *Ana: Aí é uma coisa interessante, porque se tem mais jeito de processar e a família está contra a sua conduta de internação, então isso te inibe mais a tomar a sua conduta. [...] Não me agrada muito, mas tem a questão também que paciente de consultório, com certeza, se der errado, a chance de ser processado é cem vezes maior do que o paciente da UBS. Infelizmente, a realidade. [...] O risco de ser processada depois, eu me sinto mais responsável de falar "não". A pessoa talvez não saiba que um paciente em mania delirante, psicótico, pode realmente chegar, não sei... Me sinto mais responsável. Acho que eu ficaria muito preocupada, sendo que o do consultório, se acontecer alguma coisa, eu sei que a pessoa tem como me ligar. O outro tipo não tem como ligar e eu ia ficar: "pô, será que eu dei alta e está tudo bem?".*

> *Sérgio: Para mim, num pronto-socorro público, eu acho que em geral a gente dispõe de muito menos tempo e paciência, e muito menos disponibilidade para o paciente. Eu acho que a gente toma posturas mais "eu acho que esse é o certo, é isso que*

eu vou fazer". Você não relativiza muito. Eu acho que em um pronto-socorro particular outras coisas interferem; dinheiro é uma coisa que muda muito a nossa conduta. [...] Eu acho que muito por conta de uma coisa institucional. [...] Vejo muito que quando a gente trabalha em serviço público tem essa terceira coisa que é a relação médico-paciente, mas tem [também] a instituição. [...] Então você pode fazer, porque esse é o jeito certo de fazer. E se der [errado], em geral, o paciente é mais quebrado, não tem dinheiro, tem menos instrução. Essa questão legal é uma coisa que eu acho que pesa muito, [pois] você fica muito menos medroso. Acho que [se] você tem o respaldo da instituição e você tem menos medo das consequências de tomar uma decisão aí, "errada", vamos dizer assim. Acaba que não relativiza muito. Me dá muito essa impressão.

Leandro: Eu acho que existe uma certa, [ou melhor] uma maior tendência a seguir a orientação médica [entre os menos favorecidos]. [...] E aí eu não sei se é por conta de como os familiares se enxergam em relação ao médico, como eles enxergam o médico, mas eles tendem pelo menos a tentar fazer internação domiciliar.

Rafaela: Também aí é um preconceito, mas no hospital público as pessoas toleram mais, que não tendo vaga, ficar dias no pronto-socorro, deitada em uma maca dura e tal. [...] Eu tenderia [...] no consultório particular, com uma pessoa com mais condição socioeconômica, a confiar mais no cuidado junto com a família. [...] É um pouco de preconceito, concordo. Eu vejo mães no hospital público com uma condição socioeconômica muito complicada e [que] são superdisponíveis. [...] Talvez seja uma amostra viciada, talvez seja o meu jeito de ver, mas [...] teve uma família que achei que dava para confiar (a irmã de uma paciente tinha um pouco mais de condições), mas sendo [de] periferia, com poucas condições, eu já tendo a contar menos com esse lado do tratamento que é o apoio familiar. Até pelo entendimento, pela situação, pelo modo de lidar com um estigma muito grande.

Com relação ao dispositivo de atendimento, o pronto-socorro figura, por um lado, como um *setting* prejudicial para avaliação mais detalhada do paciente; e, por outro, na UBS, o fluxo para internação é considerado mais complexo. A ocorrência de um caso no período da madrugada foi especialmente mencionada por alguns psiquiatras como um critério para a decisão pela internação.

> *Itiro: Às vezes é mais seguro segurar a pessoa no PS e ela não te processar porque você segurou ela.*

Bruno: É o plantão de madrugada. Ia pensar em deixar ela até mais tarde, passar por um colega. Pelo menos algumas horas de observação no hospital.

> *Caio: O que me chama a atenção é o seguinte, quer dizer: eu estando em um pronto-socorro às 3 horas da madrugada dificulta um pouco o meu trabalho, entendeu? [risos].*

Além dessas e de outras condições do atendimento, o suporte social e o vínculo entre médico e paciente mostraram-se influentes na decisão do psiquiatra nos casos difíceis.

O suporte familiar

O suporte social é também elemento fundamental para a tomada de decisão. E destaca-se que, em especial no primeiro caso clínico apresentado, ficou evidente o desconforto dos entrevistados em razão de não terem um familiar do paciente para subsidiar sua decisão. São muitas as falas nesse sentido:

> *Bruno: Apesar de ser uma paciente que já teve muitas tentativas, são impulsivas [e] é uma paciente que está sem suporte social agora. [...] Ela ficar aqui vai ser melhor para ela, mas eu acho que não conseguiria. A confusão ia ser tão grande... uma coisa é falar para a amiga, "não, ela vai ficar e pronto"; com os pais é mais difícil.*

Marcus: Essa família não me pareceu que daria esse suporte. Assim, ele é homem, é o dono da casa, tem esses filhos, [mas] não sei a idade, não sei se moram juntos também; diferente da menina de 23 anos em que a família poderia se impor e conseguir segurar e, de fato, a internação domiciliar [poderia] ser efetiva. [Já] nessa família, ele sendo o pai de família, o arrimo da casa, não consigo ver essa família conseguindo segurar esse homem dentro de casa.

Tulio: O que me preocupou um pouco mais no caso dela é que, por mais que ela more com a família, não me parece que tenha um suporte familiar muito bem estruturado.

Lorena: É claro, eu sou "super" de abordagem familiar e o fato da família estar querendo acho que é mais um fator que justifica a internação, [pois] parece que essa crise está muito forte mesmo. E que depois essa família vai ajudar no tratamento, vai ser uma família que engaja, então vai dar para abordar isso, né? Vai facilitar muito.

Itiro: Mas eu acho que se você "quebrar a cara" por confiar na família e não precisar, você vai dar alta mais rápido. Se você "quebrar a cara" por não confiar e der errado, aí é mais complicado. Acho que as consequências são menores internando, se você estiver errado. Acho que o maior problema é você tomar a decisão sozinho. Se está com a família você está tomando a decisão em conjunto.

Guilherme: É que surgiu o suicídio do nada. Ela tem histórico de tentativas prévias; isso é um fator de risco importante. Não está em um ambiente extremamente contingente no momento, vai ficar sozinha, longe dos pais. Não está fazendo um tratamento psiquiátrico regularmente. São essas coisas que me deixariam em dúvida de segurá-la. Mas, ao mesmo tempo, ela não teve uma tentativa de suicídio no momento, não teve nenhuma tentativa maior no passado, não está mais com ideação suicida no momento. Foi desencadeado por um evento que aparentemente aconteceu, mas sem implicação mais séria. [...] O que me deixa... nesse caso [no segundo *caso] é o seguinte: a família parece estar muito disposta a interná-lo e ele está também sem tomar medicação, sem aderir ao tratamento. Não sei se, em outra situação, esse mesmo paciente eu internaria. Se tivesse uma família que estivesse mais disposta a ficar com ele, talvez fosse um caso que também desse para manejar em casa. Se a família garantisse a tomada da medicação, pelo menos poderia ser feito mais uma tentativa de ele ficar em casa, sem... ele ter que ficar internado. Ainda assim, eu tentaria conversar com a paciente, explicando a situação, que ela não pode ser liberada se não houver essa rede de apoio, que ela não quer ser internada, parece que a amiga não quer bancar essa internação... e para que isso aconteça e seja liberada insistiria nessa tentativa de contato com outras pessoas. Acho que, se não surgissem outras pessoas, eu bancaria a internação dela.*

Franz: Pensando aí mais objetivamente, já que a gente está em um pronto-socorro: por estratificação e avaliação de risco, eu tenderia a não colocar [internar] essa paciente, com um alto risco de novas tentativas de suicídio, por ter alguns fatores de proteção externos. Então, a continência dessa amiga, por mais que ela esteja em um momento de vinculação difícil, é uma pessoa que estaria ali ao lado dela. [...] É mais complicado quando não tem apoio familiar, nitidamente mais complicado. Eu fico com a sensação [de] que nesses casos alguma aliança positiva precisa ser estabelecida. Se a pessoa está lá sozinha e você não consegue ou se você convoca e ninguém aparece, enfim se o background social, familiar estiver muito desfavorecido, acho que é muito mais complicado. Até para bancar uma internação involuntária.

Beatriz: Porque a família fala: "olha, não consigo cuidar". E, ao mesmo tempo, você tem a afirmação que ele deixa de tomar medicação. Enfim, pode chegar em casa e não querer tomar nada. Porque às vezes a família é muito bem-intencionada, mas chega uma situação limítrofe, uma situação mais de risco, e [ela] trava. [...] É assim, a família dizendo que tudo bem, então tudo bem. Para mim é mais ou menos isso.

Bianca: Apesar dela ter uma amiga, não parece ser um suporte social adequado, nesse momento pelo menos, né?

Caio: Acho o maior complicador, porque é o seguinte: a amiga acho [eu] que seria um suporte para ela, mas a amiga só está sendo "responsável" naquele momento. Ela não é responsável legal dessa menina. Se acontece qualquer coisa com essa menina com os pais fora sem saber o que está acontecendo, a responsabilidade cai toda sobre mim. Então, não. Não deixaria essa menina sair também por conta disso. Se os pais estivessem lá, tentaria convencê-los de deixá-la internada. Mas, sem os pais, aí perdeu a chance.

Caio [sobre o segundo caso]: Eu acho que pela primeira vez a gente tem alguém que está bancando o suporte social desse paciente. Acho importante entender se está assustado ou se não dá conta mesmo. Assim, na verdade, eu estou neste caso aqui tomando a conduta mais pela família. Porque a família [é] que conhece ele, a esposa que conhece ele há 30 anos está dizendo que essa crise está mais forte, e ela insiste na internação hospitalar. Eu confiaria no que ela está dizendo.

Ana: Eu teria que ver qual é o nível de contingência dessa família para dar conta desse caso. Uma coisa é falar: "não quero internar, mas fico 100% do tempo em casa, administro as medicações". Comigo, enfim, até aceito. Se ela falar "não, não tem ninguém que cuide", vou internar.

Leandro: Eu tentaria em um primeiro momento evitar a internação. Óbvio que para isso a família tem que bancar. Tentaria argumentar. Mas, em último caso, se a família não bancar, aí a internação. Aí não tem jeito.

Itiro: Se for uma amiga confiável, para mim não tem tanta diferença. Aliás, dá até mais segurança. Já falou que está de "saco cheio". Eu não acho que o fato de ser amiga, de ser familiar, talvez legalmente tenha diferença, mas não sei se é tão significativo assim.

O vínculo com o paciente

Mesmo num atendimento único em um pronto-socorro, como no primeiro caso, ou mesmo diante de pacientes em quadro psicótico, como no segundo, a tentativa de criar uma relação de confiança é fundamental para um bom tratamento psiquiátrico. A relação do médico com o paciente é ferramenta terapêutica também para estabelecer o diagnóstico. Em algumas situações, especialmente quando o paciente é levado ao médico contra a sua vontade, isso não é possível, dificultando a melhor avaliação e conduta.

> *Bruno: Eu costumo ter uma facilidade de vínculo com paciente e família.*
>
> *Beatriz: Eu sempre tento, sempre. Sempre tento muito ter vínculo. Vínculo para mim é muito importante. Vínculo é uma das coisas que mais gosto.*

A impossibilidade de criar um vínculo com a paciente impediu, no primeiro caso, que o entrevistado tivesse uma melhor clareza dos riscos envolvidos enquanto a paciente exigia receber alta. Mesmo não apresentando uma alteração evidente do exame psicopatológico, pode-se supor, por ter sido levada por outrem ao pronto-socorro, que a paciente se mostrava totalmente indisposta para o contato com médicos e, com isso, não foi possível fazer uma avaliação mais confiável do risco e construção de uma aliança terapêutica, seja com uma internação voluntária ou com o compromisso de dar sequência ao tratamento que havia suspenso. Tal situação, que não é rara em pacientes com transtorno de personalidade *borderline*, deixou os entrevistados indecisos quanto à melhor conduta a adotar:

> *Bruno: Isso de não ter conseguido conversar com ela, [de] não ter conseguido abordar... basicamente não fiz o mínimo de acolhimento, né? Está lá na minha frente, mas eu não consegui interagir com ela ainda.*
>
> *Ana: Se for paciente com traço muito "border", lá você não faz nenhum tipo de vínculo. São pacientes que eu acho que exigem muito de um vínculo.*

> Franz: Fica um pouco ruim a história de você não conseguir. Claro que o pronto-socorro desfavorece isso infinitamente, mas não conseguir estabelecer ali certo contato com a paciente, pela dificuldade de vinculação...

No segundo caso, o paciente estabelece uma conversa franca e respeitosa com o psiquiatra. Há, no entanto, risco de ruptura desse vínculo inicial caso o psiquiatra opte pela internação contra a vontade do paciente. A esse respeito, os entrevistados disseram:

> Beatriz: A decisão é mais fácil, mas emocionalmente é mais difícil, porque o paciente fica bravo e quebra o vínculo com você.
> Sérgio: E eu acho engraçado, porque para mim isto aqui é uma crise que fala... uma grande chance de fazer vínculo assim. Eu acho que essa é uma crise que vincula. Se você tiver um arsenal terapêutico minimamente decente (porque também não adianta mandar o paciente para casa sem nada), se você tiver condição dentro do que dá para você fazer bem feito, eu acho que você vincula muito o paciente à família e a esposa ao serviço.

No entanto, o vínculo estabelecido durante a consulta pode ser insuficiente para garantir que o paciente tenha adesão à proposta do psiquiatra, especialmente se for contra a sua vontade. No segundo caso, era essa a situação: se, por um lado, ela pode ser a oportunidade de alinhar o tratamento, não se pode, por outro, descartar o risco de agressividade contra o próprio psiquiatra durante a consulta.

> Caio: O bom vínculo na verdade [é] assim; até em paciente bipolar às vezes a gente vê isso. Que uma figura de respeito, o paciente respeita mais, de fato, e que ele fica um pouco mais calmo, mas isso não significa que fora da sala ele vai estar bem. Eu acho que esse paciente também não está em uma situação muito delicada. Se estivesse em um consultório particular, estava "fodido" [risos].

Com certeza, porque era eu contra o cara. Se o cara quisesse vir para cima de mim, um "negão" de 53 anos, morador da periferia [muitos risos], e eu, magrelo pra "cacete", "branquelo", estava lascado, cara. Ia ter que respeitar mais esse cara.

A impossibilidade virtual de estabelecimento de algum vínculo com os pacientes nos dois casos apresentados revelou a importância que esse vínculo assumiu para os entrevistados. A própria qualificação de certos casos como "difíceis" parece estar relacionada especialmente a situações em que não é possível estabelecer vínculo com o paciente, algo característico das internações involuntárias. Ainda que os psiquiatras busquem ativamente essa conexão com os pacientes, muitas vezes o paciente não se mostra disponível ou discorda da conduta proposta. Assim é colocado ao psiquiatra o imperativo de uma decisão que pode ir contra a vontade do paciente e até piorar o seu estado mental naquele momento.

A internação involuntária é cogitada pelo psiquiatra quando ele entende que não há recursos suficientes para o manejo ambulatorial do caso. Nesses casos, o médico deverá optar por uma atitude paternalista forte ou fraca. A tomada dessa decisão pode advir de um modo ou estilo de pensamento mais analítico ou mais intuitivo, como será mostrado a seguir.

Valores no julgamento clínico e na tomada de decisão

Os processos de julgamento clínico em relação ao diagnóstico e à conduta médica adotada exigem do psiquiatra boa capacidade de avaliar as condições psíquicas do paciente expressas pelo exame psicopatológico, fornecendo subsídios para um raciocínio clínico coerente sobre os riscos envolvidos e a autonomia do paciente. Em cada um desses elementos do diagnóstico e da tomada de decisão, é sobreposta uma dimensão valorativa e, portanto, subjetiva do psiquiatra.

Os relatos apresentados anteriormente demonstram que, em casos difíceis, a avaliação do risco à saúde e autonomia do paciente, por mais que seja esmiuçada de maneira detalhada pelos psiquiatras, é frequentemente imprecisa e de rara convergência em matéria de opinião profissional.

Assim, cabe avaliar de que forma o psiquiatra faz uso dos fatos disponíveis para construir seu raciocínio clínico, considerando não somente os valores do paciente e da família, mas também os seus próprios valores (isto é, a sua perspectiva ética) ao julgar as informações diante da ação moral que subjaz ao exercício da clínica.

A dimensão valorativa no diagnóstico

Foi observado na formulação do diagnóstico que a maior dificuldade dos entrevistados esteve em estabelecer se a manifestação apresentada pelos pacientes hipotéticos seria patológica ou não.

No primeiro caso, se era possível, por um lado, defender o diagnóstico de um transtorno de personalidade *borderline*, por outro, era também razoável argumentar que se tratava apenas de uma reação vivencial coerente com o contexto apresentado pela paciente. É interessante destacar aqui que, embora a maior parte dos entrevistados tenha apontado a hipótese de transtorno de personalidade *borderline*, esse fato não foi decisivo para sua tomada de decisão em relação à internação. Esse diagnóstico foi utilizado ora como argumento para a internação pelo risco maior de suicídio, ora pelo risco de iatrogenia ao manter a paciente internada. Ambas são decisões embasadas na literatura científica especializada, o que evidencia a presença de um juízo de valor próprio dos psiquiatras ao aplicarem o conhecimento científico e optarem por determinado encaminhamento para o caso examinado. Chama atenção aqui o fato de que o próprio conhecimento científico não é unívoco, existindo correntes de pensamento clínico em disputa na esfera terapêutica. Tal situação é bastante presente e reconhecida em psiquiatria, e também ocorre em outras áreas da medicina, embora com menor reconhecimento por parte desses profissionais.

No segundo caso apresentado, as dúvidas em relação ao diagnóstico se dividiram entre um quadro psicótico (maniforme) e uma reação vivencial normal. Nesse caso, ficou evidente que, mesmo diante de um quadro mais exuberante em termos psicopatológicos, pode ser difícil estabelecer se o paciente mantém ou não sua autonomia. E isso ocorre em especial quando a persecutoriedade incide sobre uma relação concreta (no caso, o vizinho, o que é confirmado pela esposa), tornando ainda mais difícil avaliar se o ajuizamento da realidade do paciente está preservado. Essa discriminação psicopatológica é fundamental, pois se o psiquiatra considera que o paciente não está delirante ou que sua irritabilidade não tem características de um quadro psicopatológico maniforme, então o paciente está em pleno exercício de seu livre-arbítrio. Sendo esse o caso, o psiquiatra não estaria autorizado a intervir com internação, mesmo diante da possível agressividade do paciente, já que a perda de autonomia é um critério necessário para justificar legalmente a internação. É preciso esclarecer aqui, portanto, se a manifestação do paciente é patológica ou não – e novamente a dimensão valorativa do psiquiatra se torna fundamental para o desenlace do caso.

A perspectiva ética na tomada de decisão

Após considerar todas as variáveis apontadas anteriormente, o psiquiatra deve, ao fim, tomar uma decisão de internar ou não o paciente. La Taille (2010) destaca dois aspectos importantes na resolução de dilemas morais: a *sensibilidade moral* e o *equacionamento moral*. O primeiro conceito refere-se "à capacidade de perceber as dimensões morais de certas ações ou situações nas quais estas não aparecem com evidência", e o segundo, à capacidade de destacar os elementos em um dilema, ponderá-los e "estabelecer uma hierarquia entre eles para tomar a melhor decisão" (p. 88).

Os dois casos hipotéticos apresentados aos residentes exigem do psiquiatra a sensibilidade moral para perceber que está diante de um dilema no qual a autonomia do sujeito é colocada em questão e que sua conduta não estará apoiada somente no conhecimento técnico-científico. Internar um paciente contra a sua vontade ou situações análogas da clínica psiquiátrica, como a contenção física ou medicamentosa em casos de agitação psicomotora, são, sem dúvida, um ato extremo, no qual se priva a pessoa em questão do direito de escolher por si mesma. Nas palavras dos entrevistados:

> *Leandro: Apesar de, para nós, psiquiatras, ser muito corriqueiro, e para os familiares a internação parecer um bote salva-vidas no meio de uma tempestade, a gente não pode perder o parâmetro de que a internação psiquiátrica é uma violência. Pode ser uma violência com intuito terapêutico, mas não deixa de ser uma violência cercear a liberdade, colocando alguém em um ambiente extremamente estigmatizado, como um hospital psiquiátrico. E talvez (a gente vê isso) mantendo uma internação e aumentando um problema que já é bem grande. Mas o que eu colocaria para a família é: "internação psiquiátrica não tem o mesmo impacto na vida de uma internação por uma pneumonia".*
>
> *Tulio: Ao mesmo tempo [em] que eu sei que precisa internar, internar é algo complicado, né? [Principalmente] sabendo que o paciente não quer ser internado.*

Contrariando o senso comum, alguns psiquiatras relataram situações em que foram contrários à internação, que curiosamente era apoiada pela equipe de psicologia, ou à contenção física feita pela equipe de enfermagem nos hospitais em que trabalharam.

> *Patrícia: Não estava acreditando naquela internação. Não tive o suporte da equipe. A psicologia ficou forçando internação: a psicóloga (onde se viu!) ficar insistindo na internação. Não via mais benefício na internação, então [...] não conseguia fazer uma coisa que não acreditava. Assim... ele [o paciente] queria ficar internado. Ele estava manipulando tudo para ficar internado. E eu não queria que ele ficasse internado, mas não tinha esse apoio dos outros também. Então, fiquei também sem segurança de saber o que fazia.*
>
> *Guilherme: No PS amarram. Às vezes, fazem contenção física sem ter feito contenção química. O paciente fica muito agitado por estar preso à cama [e] quando o paciente sai da agitação, a gente fala que o paciente pode ser retirado da contenção física. Elas*

> *[equipe de enfermagem então] hesitam muito, falam que se tirar e o paciente agitar de novo, a gente [é] que vai conter, porque eles não vão fazer nada.*
>
> *Tulio: Eu acho muitas vezes bem agressiva e malfeita a contenção. As vezes em que eu acompanhei [o procedimento] foi bem ruim para o paciente.*

Diante do dilema moral, é necessário ainda equacionar os valores em jogo: de um lado, a vontade do paciente de ir embora do hospital ou do ambulatório, isto é, o *princípio da autonomia* da ética principialista; de outro, a intenção do médico de protegê-lo de si mesmo ou proteger a terceiros, atendendo ao *princípio da beneficência*. Trata-se, ao mesmo tempo, de valores que constituem princípios da bioética, embora esses não sejam os únicos.

Patrícia resume bem a visão de que o psiquiatra, em alguns casos, deve ter um papel limitado ao privar de liberdade pacientes, por exemplo, com transtorno de personalidade *borderline*, enquanto em outros entende que a autonomia já estaria prejudicada.

> *Transtorno de personalidade entra muito na questão da liberdade do paciente. Se você tivesse essa responsabilidade, talvez vá entrar na parte da liberdade do paciente. Pode limitar muito se você achar que a responsabilidade é toda sua, sabe? Acho que em alguns casos graves, sim. Mas não acho que a psiquiatria tenha que decidir se é certo ou errado. As leis foram feitas para proteger a gente. A gente tem que contar um pouco com as leis nesse sentido. Se proteger também, senão vira uma coisa muito... Pelo menos para mim, seria um peso muito grande, porque você começa a tirar tudo em exceção. Para mim, é muito simples: o cara está em mania, está agitado, está intoxicado e não sei o que, [então] aí tudo bem. Agora, [em] questão de liberdade individual, ter toda a psiquiatria contra, acho muito desgastante, então acho que é uma responsabilidade parcial.*

Por um lado, os entrevistados que tendem a valorizar a autonomia do paciente e assumir maior risco na sua decisão apoiaram-se na Lei da Reforma Psiquiátrica ou nas próprias convicções a respeito dos malefícios de uma internação.

> *Mário: Eu tendo muito a não internar. Gostaria de evitar a internação, né? Acho que faz parte da nossa política de saúde mental a gente evitar a internação. [...] Se eu achar que esse paciente não está aderindo, apesar do discurso dele, ou se ficasse mais claro depois de uma semana, duas semanas, de um risco eminente de uma agressão ou de uma perda mais contínua, [então]... Agora, nesse recorte, eu apostaria primeiro em ver o que a gente consegue fazer ambulatoriamente.*
>
> *Franz: Eu tenderia a evitar a internação. Por "evitar" não digo "não faria a internação em hipótese alguma". Primeiro, por uma concepção pessoal de que internação psiquiátrica nesse caso ainda seria involuntária, porque ela não concordaria possivelmente com a internação. É um tema muito delicado e eu acho que todas as outras circunstâncias a serem tentadas são de melhor valia. Então, essa parte "ideológica", vamos dizer assim, porque eu tenho algumas restrições em relação à internação psiquiátrica. Primeiro, por ter uma vivência, ainda que pequena, durante a residência de várias internações que me desagradaram, que eu vi que eram muito antiterapêuticas, que geravam um conflito muito maior do que um benefício.*

Por outro lado, é notório que mesmo aqueles que priorizaram a beneficência, optando pela internação em algum dos casos, preocuparam-se em justificar sua decisão com base no risco ao paciente ou a si mesmos dentro de um ponto de vista legal. Para esses entrevistados, haveria uma tendência a priorizar a segurança não só do paciente, mas também do médico diante de possíveis questionamentos ético-legais.

Lorena: Eu me sinto muito angustiada. Acho que, como médica, da família bancar um risco, que você sabe que é um risco, e depois acontecer alguma coisa com o paciente...

Leandro: Dá para fazer? Dá. Agora, para mim, não vejo no que valeria a pena não internar esse paciente.

Guilherme: Vou fazer o que precisar ser feito.

Bruno: Se o risco fosse evidente, acabou, ia ficar. Eu teria mais medo de dar alta para essa paciente do que deixá-la internada. [...] Risco é a prioridade para mim.

Tulio: Uma coisa que eu faria num caso desses é pedir exames e aí jogar muito nessa coisa da sugestionabilidade. Usar essa ferramenta a favor do que eu gostaria de fazer. Mas se ela não quisesse de jeito nenhum, de jeito nenhum, e a amiga também não bancasse, eu ia ficar bem reticente em liberá-la de uma hora para outra.

Sérgio: Às vezes seguro um pouquinho mais a mão. E eu acho que, em contraponto a isso, não querer fazer o que o outro [quer] tire um pouco dessa autonomia. Então fico nesse meio limbo. E eu bancaria segurá-la nessa situação justamente por isso. Aí eu não teria certeza de que nada pudesse acontecer. Então, tem uma coisa ali, que eu tenho medo pelo paciente [e] por mim também. Acho que a coisa legal tem uma interferência... sei lá.

Rafaela: Mas eu acho que é uma tendência minha preferir fazer as coisas com o máximo de segurança e, apesar de achar que pode ser um excesso e o excesso até ser prejudicial, me permito um pouco mais ser prejudicial no excesso do cuidado do que faltar cuidado.

Entre as preocupações, o suicídio de um paciente parece ser o fator mais relevante para a tomada de decisão entre aqueles que já passaram por situações análogas. Caio contou a experiência vivenciada após o suicídio de um paciente em seu primeiro ano de residência:

> *Caio: O suicídio eu... quando recebi a notícia fiquei muito abalado. Se eu não me engano, foi o segundo paciente meu que cometeu suicídio. E essa paciente eu repensei, porque na verdade não gostei muito como o assistente conduziu o caso. Ia tentar internar de uma [ou de] outra maneira, só que o assistente me atropelou e eu fiquei com isso na cabeça. No dia mesmo eu fiquei com isso na cabeça: "puta, talvez se eu tivesse ido lá, falado com jeitinho, não tivesse sido assim". Não que o assistente tenha errado, mas eu ia ter feito uma coisa que acabei não fazendo e eu fiquei repensando muito se a minha conduta e a conduta do assistente foram corretas.*

Já Rafaela relatou uma decisão em situação análoga na qual priorizou a beneficência. Seu relato mostra também a influência de experiências anteriores na formação da convicção. Diz ela que deu licença para uma paciente passar o fim de semana em casa durante a internação (prática comum no hospital em que trabalha), mas que havia algum risco de suicídio. Mesmo tendo a paciente voltado para o hospital conforme fora combinado, a entrevistada prometeu a si mesma que consideraria mais o risco em situações como essa. Dias depois, recebeu um paciente no pronto-socorro:

> *Rafaela: Teve uma outra vez. Agora que estou lembrando. Esse eu banquei contenção, uma coisa horrorosa que aconteceu lá no PS. Era um cara que tinha perdido tudo (o sócio passou a perna). Ele não estava psicótico, ele estava absolutamente lúcido, mas a questão dele era "eu perdi tudo, não tenho coragem de dizer para os meus filhos que eu não tenho mais um 'puto', que eu tenho uma dívida impagável e tal". E aí eu banquei uma coisa de conter. O cara era enorme. Ele tentou ir embora, eu chamei seguranças e tal. E banquei em uma coisa de: "esse cara não está enxergando agora que a vida dele vale mais do que..." – depois, ele ficou internado e me agradeceu.*

Fica claro que os argumentos são válidos para qualquer uma das ações morais. Nem o paternalismo forte, quando o psiquiatra priorizou a beneficência e internou o paciente, nem o paternalismo fraco, quando o psiquiatra priorizou a autonomia e liberou o paciente, podem ser considerados posturas equivocadas do ponto de vista moral nos casos apresentados.

A avaliação do risco e da capacidade de autonomia do paciente nos casos difíceis demonstra que a perspectiva ética do psiquiatra, ao priorizar um valor em detrimento do outro, é o elemento decisivo na deliberação dos dilemas morais.

7. Experiências profissionais

> *Não há diversão na Psiquiatria. Trata-se de um trabalho duro como nenhum outro. Se você não se sente capaz de suportar as dores de cabeça que a psiquiatria induz, você está no lugar errado. É verdade que geralmente não exige grandes esforços físicos, mas requer um alto grau de vigilância consciente ante um campo que algumas vezes varia com suma rapidez de sinais notavelmente complexos entre si e por suas relações. E a necessidade de resposta ao que ocorre prova ser no curso de um longo dia de fato muito cansativo. De modo que o entusiasmo pela Psiquiatria é ridículo e mostra apenas que não se amadureceu; mas ao mesmo tempo a indiferença do psiquiatra em relação ao seu trabalho é fatal.*
>
> Harry Stack Sullivan, 1983

A segunda modalidade de entrevista realizada teve como principal objetivo identificar as vivências que tiveram impacto na trajetória profissional dos psiquiatras para, assim, compreender as particularidades que caracterizam os psiquiatras e a psiquiatria enquanto especialidade médica. Por isso, optou-se por circunscrever o alcance da rememoração nas entrevistas ao período entre o início da graduação em Medicina até o momento da entrevista, isto é, o terceiro ano de residência em Psiquiatria.

Da clínica médica à psiquiatria: cruzando as fronteiras da medicina?

Conforme já apontado ("O modo de ser do psiquiatra", no Capítulo 4), os psiquiatras tendem a apresentar como características de personalidade uma maior abertura para temas que extrapolam o conhecimento técnico-científico. Talvez seja por isso que frequentemente ganhem a pecha de "diferentes" e não sejam reconhecidos pelos colegas como médicos. Clóvis ofereceu testemunho desse tipo de impressão e reconheceu diferenças que surgiriam da necessidade de ruptura com a medicina:

> *Ah... meio especialidade de segunda, né? "O cara que não quer ser médico." Mas o meu supervisor que fala isso, e acho que nisso ele tem razão, que tem que fazer um luto da medicina. Dessa busca desenfreada pela cura, que também é um pouco da questão de ser médico mesmo.*

De fato, as mudanças técnicas e as dificuldades pessoais vivenciadas pelos psiquiatras ao longo da sua formação em Psiquiatria levam a crer que tal passagem diz respeito mais a uma transição da medicina à psiquiatria do que a uma especialização no interior da própria medicina. A amplitude e a complexidade dos impactos desse trânsito por vezes levam à revisão das representações formadas sobre a própria medicina (Good, 1994). Das doenças no sentido pragmático e "científico", passa-se ao cuidado para com todo e qualquer sofrimento – o que, com frequência, gera novas perspectivas éticas e atitudes diante do paciente, como atestaram os entrevistados:

> *Franz: Eu era muito apegado a essas coisas da definição estrita, dos diagnósticos da clínica, por exemplo, que era muito científico. Mas quando comecei a ter contato com os pacientes psiquiátricos mudou muito. Eu acho que a maior parte das pessoas entra um pouco mais pragmática do que sai. O que é bom, num certo sentido, sai mais reflexivo assim. [...] Então, acho que... não sei se dá para falar muito sobre essa tendência agora, precisa esperar um pouco.*

> *O pessoal ir saindo assim... ver como sai. Mas falando por mim mesmo, mudei bastante.*
>
> *Caio: [...] porque a residência é uma baita experiência no intuito da gente mudar as nossas próprias ideias assim.*
>
> *Tulio: [...] hoje em dia, para mim, a medicina é uma ferramenta para ajudar as pessoas que têm algum tipo de sofrimento. Seja físico, seja psicológico... que de alguma forma dificulte a evolução dela a se relacionar com as pessoas.*

Leandro descreveu a mudança sentida logo nos primeiros meses da residência e o impacto que ela teria tido na sua visão sobre a "essência humana":

> *É outro ritmo assim, completamente diferente. Lembro os três primeiros meses da residência: tudo bem, trabalhava só das 8h às 18h, chegava em casa acabado emocionalmente, e fisicamente inclusive. Você nem tem tantos pacientes assim, mas o dia de ambulatório era um dia extremamente cansativo [...] E defender um pouco a existência dessa subjetividade humana, né? A existência de que... "olha, quem não aguenta trabalhar 12 horas por dia não é fraco, é humano". Errado é a gente achar que as pessoas deveriam trabalhar 12 horas por dia e pegarem 2 horas de trânsito para ir e 2 horas de trânsito para voltar [...] Acho que desmistificar um pouco o que é a... vou falar um termo metafísico, mas "o que é a essência humana". No sentido do que é a boa vida humana, o que é... uma existência humana com os seus sofrimentos, com os seus pormenores, mas evitar essa robotização que a gente vai vivendo hoje em dia e essa ditadura da felicidade.*

Diversos entrevistados relataram também terem passado por tratamento psiquiátrico em diferentes momentos da sua formação profissional:

> *Beatriz: [...] pelo menos para mim, quando estava muito mal pensava muito: "será [que] o que eu estou sentindo está interferindo*

> *no como estou interpretando o que o paciente está me contando?".*
> *[...] Eu acho que... eu tenho uma facilidade em empatizar, mas, é diferente assim... do que sentir na pele, sabe?*
>
> *Leandro: [...] já... no final do R2 eu me mediquei. Porque eu tenho uma personalidade, o pessoal até brinca que eu sou bipolar. Assim, tenho uma personalidade que tende a uma certa flutuação de humor. Eu faço alguns episódios, quase hipomaníacos assim, principalmente quando estou muito focado no trabalho. Então, por exemplo, quando foi a greve dos residentes (não desse ano, que eu não participei, mas no ano passado, que foi a nacional, que eu estava puxando junto com a turma)... nossa! Estava ligado no 220v, dormindo 3 horas por noite, hiperfocado, fazendo mil coisas ao mesmo tempo.*
>
> *Ana: [...] é, não é nenhum problema você tomar pelo momento. Não estava deprimida, não, não tinha... não era muito um diagnóstico, eram mais os sintomas. Mas que eu acredito assim, na hora falei: "puxa, mas eu nem estou me sentindo diferente!". Mas eu acho que fez uma grande diferença eu ter conseguido... sei lá, tudo bem, foi 6 anos depois, mas pensando no vestibular, que eu fiquei meia hora olhando para a prova... tipo, olhando sem saber o que fazer. E eu cheguei e fui "super" numa boa fazer todas as provas, sem pirar, sem ficar superansiosa, acho que me ajudou, sim, bastante.*

É interessante notar que tais vivências foram consideradas determinantes pelos entrevistados em sua escolha da especialidade ou na forma como se relacionam com os pacientes:

> *Rafaela: [...] e a coisa estava assim. Aí depois o segundo ano da faculdade foi mudando, foi ficando mais pesado. Lembro que [a terapeuta] falou: "não, você já está há alguns meses assim, ia nas aulas, mas estava desmotivado e tal...". Aí eu tomei por alguns meses, uns seis meses, um ano. Melhorou, fiquei legal. Foi essa*

vez. Me influenciou, claramente. Até a escolha de medicina no começo eu discuti com ela, a gente falou... e teve bastante influência.

Patrícia: [...] falei: "meu, os psiquiatras dão felicidade para as pessoas", porque ele me salvou naquele momento dramático para mim.

Caio: [...] alguém me disse uma vez isso, e eu já disse para outras pessoas isso também... assim... porque até teve alguém que me disse não... uma pessoa que teve um problema psiquiátrico também, também no meio da residência, falou: "puta, mas você não acha que é complicado eu ser psiquiatra tendo algum transtorno psiquiátrico?". Eu falei: "cara, eu acho que isso é muito bom, acho que isso vai te dar uma outra visão, muito mais complexa e muito mais ampla do que está acontecendo". Porque essa vivência, por exemplo, que eu contei, de uma ruminação mental, de não conseguir escapar do pensamento, de ficar absolutamente inquieto e ao mesmo tempo muito cansado, é uma experiência que só quem viveu consegue entender de fato a dimensão disso [...] Então, por muita sorte, como eu disse, tem um resquício da depressão em mim, um resquício para a parte ruim... mas tem um resquício da parte boa... que eu superei isso e sou uma pessoa muito melhor... Na verdade, foi a depressão que me fez mexer também, né? E tentar olhar a situação da minha vida que não estava legal.

Guilherme: [...] Daí eu, aquela coisa meio de acreditar no método, e eu vi uma diferença significativa em mim. Consegui parar de tomar a medicação que tomava e ficar sem queixas ansiosas. Consegui entender o significado da ansiedade para mim.

Franz: Foi aí que pensei: "puxa, um método significativo e que pode ser aplicado a outras pessoas também".

Além disso, outros entrevistados relataram a importância de realizarem sua própria psicoterapia:

Mário: [...] eu acho que muitas vezes com os pacientes a gente fica com conflitos que são nossos, né? A gente não consegue lidar com

> *a situação, não consegue dar continência para aquela demanda porque a gente não consegue porque tem uma demanda nossa no meio, que a gente não resolveu. E acho que a análise ajuda a clarificar essas coisas.*
>
> *Guilherme: [...] foi um contato [com psicoterapia] que até desacreditava. "Ah, é baboseira isso", não achava nada legal. Aí, quando eu comecei a fazer a minha psicoterapia atual, cheguei a uma visão completamente diferente. Acho que a minha psicoterapia atual foi o fator mais decisivo para eu trabalhar com psicoterapia.*

Nas falas selecionadas, os entrevistados destacaram a importância das dimensões subjetivas no exercício de sua profissão e das vivências sentidas "na pele", as quais podiam exigir o uso de medicação ou início de um processo de psicoterapia. Aqui vale destacar que boa parte dos psiquiatras descreve essas vivências como positivas no sentido de estabelecer uma maior conexão e compreensão do sofrimento de seus pacientes, e muitas vezes elas despertaram o interesse pela especialidade. Tais vivências permitiram ainda um maior *autoconhecimento*, considerado uma das virtudes mais importantes para o psiquiatra (Radden; Sadler, 2010).

A interface com as humanidades

No que diz respeito ao estatuto da psiquiatria como especialidade da medicina, os residentes relataram uma série de dificuldades que sentiram diante da percepção de sua dimensão subjetiva e da crítica que ouviam de outros médicos em relação à psiquiatria.

> *Marcus: E psiquiatria era uma coisa que eu sempre achava interessante. Eu lia coisas assim de opinião, coisas assim... psicológicas, achava legal e tal, mas tinha preconceitos com psiquiatria até entrar na residência. Até nos primeiros anos. No primeiro ano, tinha preconceito pelo fato de psiquiatria em si. Que os colegas falam que psiquiatria não é medicina, e essas coisas. Para mim e*

para muitos colegas, ser médico, usar jaleco, constituir isso como a sua identidade é importante.

Ana: Ah, não sei, acho difícil. Ao mesmo tempo em que a figura do psiquiatra tem um respeito muito grande, também tem um lado, tipo assim, ou é: "nossa, o psiquiatra que legal!", ou é: "nossa, que bosta!". Assim, tem um lado que tem muito respeito, que é uma categoria, enfim, uma especialidade médica e tal, mas também tem o lado de ser completamente criticado.

Bruno: Eu vejo a psiquiatria como algo que se destaca. Até por isso ficou essa coisa de: "preciso segurar a clínica de alguma forma, preciso manter os meus plantões". Tenho alguns casinhos, poucos, puramente clínicos assim, pelo prazer de manter. [...] Mas pesava contra a coisa de parecer "pouco médico" para mim, de como eu ia conseguir suprir esse outro lado mais físico, que eu gosto também.

Alguns entrevistados contaram como resolveram o conflito quanto ao modo específico pelo qual o psiquiatra atua como médico:

Marcus: Em relação a essa coisa do papel do médico, não preciso usar jaleco para ser médico, não preciso usar "esteto" [estetoscópio] para ser médico. Não preciso estampar o CRM na minha testa para falar que sou médico e não ser médico também não tem problema.

Clóvis: Eu lembro que tive dois pacientes que me chamavam de psicólogo lá na psicoterapia. Aí a primeira vez que ouvi me incomodou, não corrigi. Eu levei isso para supervisão, e o supervisor: "Ah, mas é meio o que você é aqui mesmo, né?". Depois eu levei até como elogio assim, depois que a gente discutiu, eu fiquei, mas eu acho que tem que ter um pouco dessa postura médica de salvação.

Beatriz: A gente sabe da vida dos pacientes, das coisas, da dinâmica, da família... é mais do que uma doença, entendeu assim?

> *Isso é mais legal, sabe? A singularidade de cada um, conhecer a pessoa, que para mim foi o que mais me fez escolher psiquiatria. Mas é muito difícil, porque é uma relação estranha... você é médico, mas você é alguém que está ali muito próximo, sabe? Então, é a melhor coisa, só que ao mesmo tempo se torna mais difícil assim.*

Mário disse acreditar que não só a psiquiatria, mas toda a medicina precisaria apoiar-se de alguma forma nas ciências humanas e sociais, ou no conhecimento das humanidades. Criticou especificamente a psiquiatra de orientação primordialmente organicista por ela buscar o mesmo paradigma biomédico do pensamento hegemônico da medicina, o que já lhe parecia deslocado:

> *Eu acho que a psiquiatria é medicina, e eu acho que a medicina não é uma ciência biológica, exata. Tem a questão que é uma ciência. Falam que medicina é uma prática, que se baseia em várias ciências, e para mim a grande questão da medicina [...] são as ciências humanas, é o vínculo, é você entender o que está se passando com o cara, se comunicar... e aí tomar a decisão junto. Acho que o subjetivo, o sujeito tem que estar lá. Acho que essa questão de ficar objetivando a medicina é uma questão de... é reducionista, né? Até para poder entrar nessas linhas de produção, linhas de protocolo. E pensando a medicina mais como uma ciência mais para humanas, acho que a psiquiatria é uma ciência médica, sim.*

Já Beatriz defendeu que a clínica psiquiátrica não seria menos médica do que as outras áreas da clínica médica, que provavelmente seria ela a mais complexa dessas áreas e que o psiquiatra deveria aceitar essa condição:

> *[...] pela forma como a gente tem contato com os pacientes, que eu acho que é muito diferente. Eu não acho que medicação faz milagre nenhum, então eu acho [a psiquiatria] que tem um pé em todos os lados. E a impressão que eu tenho é que quem não aceita*

> *isso está no lugar errado. [...] Eu não sei se é menos medicina ou se é mais muitas outras coisas, entendeu?*

Patrícia expressou entendimento semelhante, dizendo que a psiquiatria poderia estar na vanguarda da medicina justamente por essas características particulares de lidar com os valores:

> *[...] porque hoje tem muitos recursos para várias doenças e o paciente às vezes não tem como decidir. Você joga um monte de coisas, e como que o paciente sabe o que é melhor para ele? Enfim, e que eles [colegas psiquiatras] estavam fazendo uma parceria da psiquiatria com outras especialidades nesse sentido [...] a psiquiatria, ao invés de estar correndo atrás da medicina, podia estar na frente.*

Quanto aos limites impostos pelas ciências naturais, Caio argumentou que, em certo sentido, o embasamento exclusivo nesse modo de racionalidade poderia atrapalhar o psiquiatra. Da mesma maneira, Patrícia confessou que a ciência (natural) não lhe convencia.

> *Caio: Tirando a parte medicamentosa, aí dá para dizer que ela [ciências naturais] mais atrapalha do que ajuda, porque na verdade ela acha que sabe o que não sabe, então... você acreditar nela é complicado, é complicado.*
>
> *Patrícia: Quando a ciência convence, né? Porque, na psiquiatria, não me convence. Não contar com uma ciência exatamente... você não conta com uma ciência [...] e eu acho que é bem fácil quando você tem um exame para te intermediar, ou remédio. A gente tem o remédio, mas não dá para você colocar tudo no remédio... eu sinto que o psiquiatra está muito mais na linha de frente, está muito mais em contato com o paciente do que a clínica.*

Muitos entrevistados relataram que foi justamente essa interface com as humanidades que os levou à escolha da psiquiatria como especialidade.

Bruno: Na psiquiatria vou ter mais tempo. Fiquei aproximado da música, mas quero mais tempo para fazer isso. Gosto de ler. Clínica ia me prender muito tempo, na residência ainda mais, então foi esse o critério.

Beatriz: E daí eu tirava nota boa em tudo, sempre achava muito legal. Mas tinha uma visão, talvez muito idealizada, de que médico é quem usava "esteto" ou roupa branca e examina o paciente. Tinha uma parte que eu adorava, achei que fosse fazer "nefro", porque "nefro" é aquela coisa, quando você entende, você fala: "nossa, que legal!". Aí pensei em fazer "nefro", pensei em fazer "endócrino". Fiz dois anos de Liga de Diabetes. Eu gostava bastante e, por fim, eu pensei em "dermato" [dermatologia]. Fiz iniciação em "dermato". Eu ia nas férias, me sentia muito útil lá. [...] Estava lá há dois anos, não sabia como funcionava e eu me sentia útil, tinha coisas para fazer. Mas eu sempre gostei muito de conversar, eu sempre conversei com as pessoas.

Ana: [...] eu sempre fui muito mais das humanas do que das biológicas. Sempre, toda a minha vida.

Tulio: Eu sempre gostei muito de ler, assim, sempre gostei muito de música, me interessava por coisas mais artísticas. Eu tinha alguma coisa aí que era diferente, que talvez não se encaixasse tanto na clínica também. Gostava de outras coisas, gostava de conversar com o paciente.

Guilherme: Eu falava: "ah, não sei o que eu quero fazer disso ainda, mas eu sei que vou ter espaço para ir por caminhos diferentes". E eles falavam também de uma coisa que eu achava muito legal, que a rotina não era muito uma rotina assim. Que a rotina podia ser lá você atender os seus pacientes, mas as histórias eram muito diversas, e que não tinha um paciente muito igual ao outro, e não era a mesma história de outros pacientes em outras especialidades. O olhar sobre esses pacientes era muito igual. Quando você vai operar, você está operando a pancreatite, está operando uma pancreatite complicada lá, ou está operando apendicite, está operando uma parte do corpo que era muito similar em outra pessoa.

Itiro expôs sua percepção da psiquiatria de maneira analítica e precisa, e concluiu que o fato de haver maior influência da subjetividade causaria imprecisão no julgamento clínico:

> *Acho que tem mais o que pensar, né? Porque o resto é muito técnico. Tem que levar em consideração muitas variáveis, então, sempre tem que ter um raciocínio racional, porque senão... Bom, tem isso, mas tem essa variável, é um raciocínio racional, mas eu acho que é um raciocínio com mais variáveis. Você tem que trabalhar com variáveis desconhecidas. Se pensar como uma equação, a medicina seria uma equação bonitinha, que conhece todas as variáveis, colocou todos os números. A psiquiatria é uma constante... ela deve variar de isso para isso, e você tem que fazer um julgamento com algumas variáveis que você não controla. Mas não acho que deixa de ser um raciocínio racional. A clínica é muito mais técnica: você sabe ou não sabe. E a psiquiatra, sei lá, esbarra em coisas morais, éticas, códigos sociais... é um pouco menos técnico. Talvez tenha uma regulação técnica por trás, mas... acho que dá mais margem à subjetividade.*

Mas a dimensão subjetiva presente no julgamento clínico foi percebida pelos entrevistados como característica essencial da especialidade e fundamental para a melhor prática:

> *Franz: Eu acho que a gente tende a levar em conta muitos mais fatores e a decisão é muito mais subjetividade. Psiquiatra não, psiquiatra tende a querer observar todos os fatores anexos que são extremamente relevantes.*

> *Marcus: Eu estava acostumado com anamnese, diagnóstico, conduta e ter certeza daquilo que estava fazendo e entrei em um meio que a discussão tomava grande parte do tempo, que na época isso para mim não tinha fundamento, não ia para lugar nenhum. E que no final chegaria a uma conduta duvidosa. E que não tinha protocolo onde podia pisar e me sentir firme.*

> Tulio: Não pela questão da experiência, mas pela questão de... talvez a questão que o psiquiatra é esperado também, que o psiquiatra tem uma questão mais humana, de tentar entender como é que funcionam as coisas, tentar compreender mais o que se passa com a pessoa, não se preocupar só com o coração. Tem que se preocupar com outras coisas também: conversar, explicar, e tentar falar um pouco mais sobre o que está pensando. Tem coisas que a gente vê pouco na clínica. Em tudo, né? Na medicina...
>
> Ana: Tudo bem, tem o lado médico porque a gente faz coisas, junto com o conhecimento médico. Mas se você ficar só no lado médico, você fica perneta. Acho que tem todo um outro lado que vem disso, vem de outros saberes, outros campos de estudo, que a medicina não dá conta.

Além do autoconhecimento e do diálogo com as ciências humanas, podem-se destacar nos relatos sobre as experiências profissionais três virtudes que os psiquiatras reconhecem como relevantes: a empatia, a abertura ao outro e a sabedoria prática.

Virtudes: a empatia, a abertura ao outro e a sabedoria prática

Conforme a epígrafe de Harry Stack Sullivan, o encontro clínico com o paciente psiquiátrico tende a ser muito desgastante para o psiquiatra, tal qual ratificado por diversos entrevistados.

> Caio: A residência em Psiquiatria é isso. Hoje eu atendi na tarde dois pacientes. Eu saí como se tivesse atendido uns 30 de clínica. Tem vez que você está no pronto-socorro, atende 30, 40... na Marinha atendia 100 pacientes às vezes em um dia e não ficava cansado como eu estou. Atendi dois... Psiquiatria é isso.
>
> Ana: [...] eu sempre falei que queria fazer Psiquiatria, mas eu pensava: "pô, ser psiquiatra deve ser 'foda'. Tipo, você convive com

uma carga muito intensa todo dia". E aí eu tinha um receio de prestar Psiquiatria. Por conta disso: "será que eu dou conta? Muito pesado?" E aí eu passei a faculdade inteirinha querendo arranjar uma coisa que eu gostasse mais que... não querendo arranjar... "quem sabe outra coisa me ganhe e eu não precise fazer Psiquiatria". E eu passei a faculdade inteirinha fazendo isso.

Esse desgaste parece estar relacionado com a necessidade de *empatia*, no sentido de estar sincronizado com as vivências do paciente, inclusive para fins de um melhor diagnóstico.

Bruno: A psiquiatria é buscando as vivências. Então são aqueles diagnósticos que são construídos ao longo de vários dias. Você faz um pensamento, mas aí vai destrinchando aquela vivência, daqui a pouco você vê que tem uma questão familiar importante, você começa a abordar. E, daqui a pouco, o remédio nem era mais tão importante, foi mais importante só como uma base. Nem era um diagnóstico clínico mesmo.

A empatia foi considerada pelos entrevistados como necessária ao psiquiatra para a compreensão do sofrimento de seu paciente e mesmo para o diagnóstico, tendo ela impacto direto na qualidade do trabalho psiquiátrico.

Caio: Na medicina, o que as pessoas esquecem é que o médico está na frente de um paciente. Então, na verdade, você tem duas pessoas interagindo. Então você precisa dessa interação para exercer a medicina. Isso é fundamental, e eu acho que a psiquiatria traz isso muito assim. E o médico que não faz isso é um mau médico. Independentemente se ele é bem formado, ele é um mau médico. Então, esse é um ponto. Lógico que o médico mal formado também é um mau médico. Mas o médico que não consegue ter empatia com o paciente também é um mau médico. Na equivalência quase de 1 para 1 assim. Com exceção de que provavelmente o cara que tem um bom conhecimento vai fazer menos cagada, de conduta. Mas aí o paciente aceitar a conduta ou não, já entra em outra história [risos].

Também considerada importante para o diagnóstico e o tratamento, a abertura ao outro (interpessoalidade) foi identificada pelos entrevistados como uma virtude que caracterizaria o trabalho do psiquiatra.

Beatriz: Então, tem muito isso, a importância da figura. Acho que o psiquiatra tem essa força da importância do médico no tratamento, de pensar em um diagnóstico. A ferramenta do diagnóstico é a gente, o tratamento às vezes somos nós, né? A gente pensa muito mais se a gente está sendo terapêutico ou não, pela sua forma de interagir com o paciente.

Ana: [...] puxa, como uma relação com uma outra pessoa é o que está influenciando nessa questão do mudar o fisiológico.

Bruno: E a questão da cura, do tratamento, nunca vai ser só dar o remédio. Então, para mim, não faz nenhum sentido psiquiatria puramente clínica. Não cabe na minha cabeça. Tanto que quase todos os meus pacientes de consultório viram pacientes de terapia. [...] Não vai dar só para medicar e pronto, só o critério para depressão, só tomar o remédio. Eles não melhoram. No final das contas, eu nem consigo pesar, dos meus pacientes melhorando, o quanto foi da interação e o quanto foi do remédio. Eu acredito muito no remédio, mas não sei, não dá para saber nunca assim. Não sei se melhoraria só conversando.

Rafaela: Pois é, primeiro que a gente nunca fala de, eu pelo menos, nunca estou pensando em... acho que todos os paradigmas, aliviar sofrimento, curar, doença, eu sempre parto do olhar. Na minha consulta, né, eu escuto, eu penso: "bom, quem é essa pessoa, qual é a dela, o que ela sabe de si, quanto está alienada de si, onde está o desejo dela, onde estão os conflitos?". E aí eu vou pensar, muito em segundo plano, o diagnóstico. Eu tenho uma coisa: adoro

> estudar, mas eu gosto muito do contato com as pessoas. Eu sou superclínica assim, jamais conseguiria fazer uma coisa.
>
> Tulio: [...] tem essas peculiaridades, né? Psicótico, um paciente em mania, um paranoico, aí é uma coisa mais específica. Nesses assim é mais difícil, você tem que ter uma vivência, uma técnica para saber conversar. [...] [Com] o paciente psiquiátrico a relação é diferente. Tem uma coisa a mais que acontece. Seja porque ele enfrenta mais, seja porque ele está receoso com você, seja porque ele está agressivo com você.

Outra característica importante que aparece no julgamento clínico e na tomada de decisão é a sabedoria prática. Conforme discutido no Capítulo 4, trata-se de uma das principais virtudes do psiquiatra. Aqui, ela aparece na forma de reflexões sobre a própria experiência na especialidade – sabedoria advinda da prática –, que os psiquiatras mostram já estar adquirindo, apesar de ainda jovens e de estarem iniciando a vida profissional. Provavelmente, isso foi possível devido à imersão característica do programa de residência, que permite contato intenso com pacientes com as mais variadas patoplastias e com a prática psiquiátrica nos seus mais variados contextos.

> Mário: Acho assim: na minha luta, no que a gente está falando, tento provar e mostrar que a psiquiatria não é diagnóstico e remédio. Acho que essa visão de psiquiatria, para mim, é completamente equivocada. Agora, a prática da psiquiatria, de você fazer vínculo, de você [...] Acho que a prática médica que eu defendo, que não é a majoritária, que não é a praticada majoritariamente nos hospitais, até por questões pragmáticas, acho que ela é mais artesanal, porque ela é individual, é singular. É aquela pessoa e tentar. Não tem como ficar mudando as pessoas.
>
> Tulio: A psiquiatria não, que é você que, a partir da sua conversa, que vai chegar em um diagnóstico. Às vezes, o paciente não tem um diagnóstico, vai lhe acompanhar. É uma coisa que não acontece na medicina. Acompanhar o pneumonologista tem que ter

um problema no pulmão. O cardiologista, problema no coração. O psiquiatra pode não ter problema nenhum. Ele vai lá para conversar, para fazer uma terapia.

Pode-se concluir desses relatos que as virtudes são necessárias para a prática psiquiátrica, em especial a empatia, a abertura ao outro e a sabedoria prática. Juntos, valores e virtudes compõem os elementos subjetivos presentes na situação e necessários para uma ação prudente e racional. No próximo capítulo, serão discutidos os dois tipos de raciocínio utilizados para o julgamento clínico e a tomada de decisão.

8. Tipos de raciocínio em psiquiatria

> *Acontece frequentemente que, diante de um mesmo problema, tomemos decisões opostas, conforme a maneira como as representamos ou nos são apresentadas.*
>
> Maldonato, 2017

A produção de pesquisas sobre o processo de tomada de decisão é bem conhecida nos campos da psicologia e da economia comportamental (Kahneman, 2012; Klein, 2007; Maldonato, 2017; Haidt, 2001; Bruner, 1975), mas o tema também tem despertado atenção na área do direito. Nela, um estudo interessante, realizado na Faculdade de Direito da USP (Arruda, 2011), sobre a tomada de decisões por juízes em casos difíceis, indicou que uma análise específica "identifica consequências das decisões judiciais por meio do cálculo de custo e benefício, mas deixa a cargo do juiz a tarefa de medir o peso que será dado a essas consequências" (p. 76). Por sua vez, uma pesquisa norte-americana intitulada *Heart* versus *head: do judges follow the law or follow their feelings?* (Wistrich; Rachlinski; Guthrie, 2015) mostrou empiricamente o peso das emoções nas decisões judiciais. Estudos como esses parecem convergir e indicar a importância da dimensão implícita do conhecimento na tomada de decisões complexas, isto é, da mediação feita nesses casos pelas emoções, a qual não se poderia medir simplesmente em variáveis matemáticas e conscientes.

Kahneman (2012), endossado por Malloy-Diniz, Kluwe-Schiavon e Grassi--Oliveira (2018), considera que há pelo menos duas formas de se fazer um julgamento e tomar uma decisão em qualquer situação. A primeira delas é conhecida como *Sistema um*, em que a decisão é tomada de maneira rápida e automática. O raciocínio é baseado em experiências anteriores e a decisão é mais prática e imediata. Além disso, as informações são consideradas de forma implícita, paralela e por associação. Já no *Sistema dois*, a tomada de decisão é lenta e deliberativa, o processo é mais custoso e reflexivo. As informações são consideradas de forma explícita, serial e orientada a um objetivo. Eysenck e Keane (2017) chamam o *Sistema um* de *bottom-up*, quando a decisão é tomada "de baixo para cima", ou seja, a partir de um conhecimento implícito que vem à tona no momento da decisão de forma não verbalizada, enquanto o *Sistema dois* é considerado *top-down*, isto é, quando o conhecimento é aplicado ao caso concreto "de cima para baixo" de forma consciente.

Para a análise do raciocínio no julgamento e na tomada de decisão, valemo-nos aqui dos termos *raciocínio analítico*, que corresponde ao *Sistema dois* ou *top-down*, e *raciocínio intuitivo*, que corresponde ao *Sistema 1* ou *bottom-up*. Tais termos, além de serem autoexplicativos, já são consagrados na literatura (Maldonato, 2017; Bruner, 1975), e por isso serão utilizados a partir de agora.

Raciocínio intuitivo e analítico em psiquiatria

Aplicando essa proposta classificatória ao material empírico aqui produzido, é possível dizer que as duas formas, embora aparentemente antagônicas, são possíveis para a tomada de decisão em psiquiatria, como se vê nos exemplos a seguir.

Começando pelo raciocínio analítico, o psiquiatra Bruno desmembra primeiro as variáveis do caso, estabelecendo separadamente o diagnóstico psicopatológico, a capacidade de autonomia do paciente, os riscos envolvidos, o contexto do atendimento, o suporte social e a possibilidade de vínculo. É só com a análise de todas essas variáveis que o profissional toma a decisão.

Em relação ao primeiro caso apresentado:

> *Bruno: Bom, parece uma paciente com transtorno de personalidade, provavelmente borderline: fala de uma coisa que é de longa data na vida dela, no funcionamento, uma instabilidade, perdas e conflitos de relação amorosa, uma certa impulsividade, tem o álcool, tem as tentativas de suicídio impulsivas também, o não tomar as medicações. [Além disso,] tem essa dificuldade de se estruturar e se organizar de fato. E, também, o contato com ela aqui no hospital, não faz contato visual, não quer falar. Então ela também, na interação, chama a atenção.*

Já a respeito do segundo caso, diz o residente:

> *Bruno: Parece ser um paciente bipolar, pela descrição. Início na idade adulta, períodos de sentimentos de grandeza ou irritável, enfim. Pela descrição toda, parece que está em mania. Pelo contato com ele, está falante, irritado, apesar de bom contato, sem crítica do estado dele [ele fala que não precisa de tratamento]. O que a família conta também está nessa linha: "toma quando quer, está tudo bem". Parece psicótico, né? Tem essa questão com o vizinho agora, pensando em matar e tudo mais, um cara que, pelo que tudo indica, é uma pessoa do bem, e daí vem com essas ideias de matar o vizinho e tudo mais. Tem risco para terceiros, dependendo. Se ele piora, ele pode acabar fazendo algo contra esse vizinho. A família não consegue bancar em casa o tratamento. O tratamento dele está ruim, farmacologicamente. Precisa arrumar. Mesmo se eu visse ele todo dia, não daria certo, é um paciente que eu preciso internar.*

Vale destacar que Bruno mantinha-se ativo como clínico geral, dando plantões de pronto-socorro (dos quais dizia gostar muito) e julgava-se ser um bom clínico. Contou ele, inclusive, que teve muitas dúvidas entre fazer psiquiatria ou clínica. Sempre quis ser médico, e mostrou na sua formação uma base sólida de conhecimentos em várias áreas, e não somente em medicina, contando sempre com informações concretas e objetivas para sua tomada de decisão. Ele expressa o pensamento analítico típico no julgamento e na tomada de decisão, no qual os sinais e os sintomas são justapostos na busca de um quadro que explique aquelas manifestações.

Também se valendo do raciocínio analítico, Franz formula o diagnóstico e pensa a conduta a partir da análise de dados que vão se somando para a construção de seu julgamento:

> *Franz: A gente tende a pensar em termos diagnósticos, então a gente se depara aí com uma história de uma menina, uma moça – falo menina porque vários dos comportamentos são imaturos; mas uma moça de 23 anos. Tem duas situações: a primeira delas é a situação crônica, por assim dizer, de trajetória. Aí talvez, pensando em relações interpessoais disruptivas, dificuldade de completar e cumprir planejamentos, projetos de vida. Talvez aí pensando até em termos de uma formação de identidade um pouco prejudicada. Talvez pensando em algum transtorno de personalidade, alguma coisa difícil de saber nesse momento. Mas como são os vários aspectos dados ao longo da vida, fica como hipótese. De algo nesse sentido, então fica esse background. Então, levaria em conta alguns fatores para tomar a conduta, e os fatores seriam: primeiro, pensando em questões de risco, o fato da paciente estar acompanhada por uma pessoa de confiança dela, que traria um certo cuidado e uma certa proteção para ela no ambiente extra--hospitalar; [segundo], o fato de a paciente ter o seu livre-arbítrio agudamente não prejudicado por outras circunstâncias, do tipo intoxicação exógena, que ela não está – muito embora essa questão do livre-arbítrio seja a se pensar, porque ela não é uma existência livre, por conta de toda a questão de personalidade que a gente elenca [...] Mas, a princípio, não seria algo que justificaria uma intervenção imediata.*

Nesse tipo de raciocínio, o psiquiatra vale-se de todas as variáveis disponíveis. Na fala a seguir, por exemplo, o entrevistado destacou, sobre o primeiro caso, até mesmo a quantidade de remédios necessária para o suicídio, coadunando estas informações com dados epidemiológicos:

> *Itiro: O transtorno de personalidade, enfim, se for de fato, normalmente vai tentar bastante, mas tem uma letalidade baixa. Mas tem o risco de tentar, e ela tem a medicação para algo mais grave. Três meses, com 4 mg, dá uma dosagem boa de medicação. E o risco por não ter suporte no momento, né?*

De forma geral, esse tipo de raciocínio está relacionado a características de personalidade. Marcus, por exemplo, reconhece em si mesmo um "jeito obsessivo de ser":

> *Marcus: Eu sei que essa é uma característica minha e... a conduta médica ela se pauta em um jeito obsessivo de ser. Eu, pelo menos, [risos] vejo dessa forma.*

Inversamente, no raciocínio intuitivo, a decisão é apresentada de maneira mais imediata. As variáveis são consideradas implicitamente de modo sintético e nem todos os elementos disponíveis são levados em consideração. Há uma tentativa de captar a essência do caso com base em impressões e sentimentos despertados, os quais somente em um segundo momento são confrontados com os dados objetivos:

> *Sérgio: [...] é uma coisa que eu faço muito, tento fazer uma imagem completa da coisa e vou tentando negar.*
>
> *Rafaela: Engraçado, acho que às vezes eu tomo muito mais atitude por algo que eu não sei bem o que é assim.*

O raciocínio aqui parece menos organizado e a opinião do entrevistado pode mudar ou amadurecer a partir de novas intuições sobre o caso. As informações são consideradas em paralelo e não obedecem a uma hierarquia de importância:

> *Sérgio: Então, uma mulher jovem, já vai formando um pensamento um pouco de... mulher jovem, ciências sociais, que começa a brigar... Enfim, brigas e rupturas desde a adolescência. Acho eu a primeira coisa que já vai montando é uma hipótese de transtorno de personalidade. [...] Acho que muito pelo que a gente vê e talvez, não epidemiologicamente, mas na formação. E ela começa com as tentativas de suicídio, que não são muito bem planejadas. Na verdade, fica flertando com isso. E aí, acho que a história vai se desenrolando cada vez mais para aquilo que a gente costuma ver, começa a ficar um pouco mais fechado nisso.*

Dessa forma, o psiquiatra pode formar sua convicção antes mesmo de refletir sobre as informações apresentadas no caso. O diagnóstico é formulado e a conduta é tomada de maneira mais rápida, a partir de uma compreensão mais global da paciente:

> *Lorena: Já nos primeiros parágrafos já veio à minha mente: "border". [...] ela precisa ficar em observação ou internar, ela não concorda, ela nem interage visualmente com você, a paciente. E a amiga meio que só faz o que ela quer, faz o que a paciente quer, então não se responsabiliza por uma outra decisão que você venha a tomar.*

Nesse estilo, é comum que o psiquiatra se permita rever sua decisão à medida que se sente mais ou menos seguro daquilo que percebe e sente diante do paciente:

> *Rafaela: Se me vencesse pelo cansaço, eu acho que era mais provável que eu liberasse do que mantivesse ela arbitrariamente assim.*
> *Sérgio: [...] a gente, como médico, precisa acho que de um respaldo legal e ter uma coisa de você pesar, embasar as suas decisões, mas*

> não é o jeito que eu costumo pensar assim. E claro que é uma coisa muito dinâmica, que à medida que as coisas vão acontecendo isso vai para um lado, para o outro e a decisão vai ficando mais clara um pouco.

Assim como no modo analítico o psiquiatra reconhece características de personalidade relacionadas, é provável que no modo de pensamento intuitivo também exista essa relação. Sérgio reconhece em si um padrão no jeito de ser que converge com o modo de raciocínio, baseado no que ele mesmo chama de "intuição":

> E eu me vejo fazendo muito diferente assim [de outros residentes]. Eu sou muito: vai lá, volta, vem, volta. Me faz mudar de pensamento, fala alguma coisa que eu... às vezes já estou com uma coisa meio pronta e aí alguém ou o paciente falou alguma coisa, ou alguém comentou alguma coisa, e eu: "não, calma, isso já tenho que pensar". Então, o meu pensamento também ele é um pouco mais desorganizado nesse sentido. E isso é uma influência, porque acaba que, de certa maneira, eu tendo a escutar o que vem com mais importância. Porque o que trazem mais é o que eu vou mexendo mais. Mas eu também acabo fechando um pouco mais rápido, talvez uma linha de raciocínio, do tipo ler mulher de 23 anos, pais engenheiros, já... E eu penso um pouco assim, não acho que a intuição seja uma coisa enigmática. Eu acho que tem uma força aí que move esse raciocínio, de alguma forma que eu só não sou capaz de entender, colocar no papel claramente como ele é formado.

O fato de esses dois modos de processar o julgamento estarem associados a características de personalidade não significa que sejam excludentes entre si. O mesmo psiquiatra pode usar o raciocínio analítico ou o intuitivo, dependendo da situação. Caio, por exemplo, é rápido na decisão sobre o primeiro caso:

> *Eu não daria alta para essa paciente. [...] Precisaria entender melhor o que está acontecendo, precisaria conversar melhor com ela. Se desse para internar, eu internaria. Eu pensaria em uma internação bem breve, realmente só para entender o que está acontecendo. Mas eu não a deixaria sair do pronto-socorro, não.*

Mas, no segundo caso, elabora um raciocínio analítico dos vários aspectos envolvidos para chegar à sua decisão:

> *A princípio, me parece uma situação de fato delicada. Paciente está ameaçando matar o vizinho, com quem já teve problema, repete isso, fala que o vizinho não merece estar vivo, sem deixar claro o motivo, [está] com humor irritado, esse histórico de que realmente quando entra em surto fica extremamente agressivo, não conseguem segurá-lo. Com uma história anterior de quadro de humor que lembra muito, no mínimo, uma hipomania. Eu consideraria que esse paciente estaria em fase... e que não estaria em condição de arcar com as próprias possibilidades assim. Acho que é um paciente que de fato mereceria uma atenção especial, e provavelmente internação hospitalar.*

Vale notar ainda que a modalidade de raciocínio usada para tomar a decisão não está associada à sentença final de decisão. Nos casos difíceis, tanto o raciocínio analítico quanto a sabedoria prática podem levar a decisões semelhantes por caminhos diferentes, ou a decisões diferentes pelo mesmo caminho. Tudo dependerá dos aspectos considerados pelo psiquiatra como mais importantes no momento da avaliação.

Ao lembrar um caso vivenciado em um plantão durante a residência, Bruno comparou sua decisão pela internação com a de um colega (Franz), o qual, ao assumir o caso, deu alta para o paciente valendo-se do mesmo raciocínio:

> *E aí eu fiquei pensando: "pô, que diferente a conduta". Todo aquele investimento no caso, ele chegou e deu alta. Fiquei frustrado, mas*

depois, né, não sei, fez muito mais sentido para mim a conduta dele. O cara está assim há muitos anos funcionando desse jeito. Um cara que, tudo bem, está na rua, ele está psicótico, tem seu risco. Mas é um cara paraplégico que está conseguindo se cuidar sozinho. Então não tem um pragmatismo tão ruim assim. Tudo bem, no período de agitação ele arrancou a sonda e tudo mais, e isso preocupa. Mas ele saiu bem mais tranquilo quando o colega conversou e falou que ele estava desorganizado, não estava psicótico.

Feita a análise dos conteúdos dos exercícios de julgamento clínico e das experiências profissionais, passa-se agora para a apresentação de uma tipologia, com base na análise transindividual, cujo intuito é o de distinguir as principais formas de racionalidade presentes na clínica psiquiátrica. Em seguida, é conceituado o conjunto comum de características que constituiriam o campo no qual se encontra a psiquiatria.

9. Tipos de psiquiatra e o campo da psiquiatria

> *Os psiquiatras dificilmente podem se dar ao luxo de funcionar em estado de inocência filosófica.*
>
> German Berrios, 2015.

Segundo Costa (2011), "existe, para Weber, uma racionalidade cognitiva chamada de possibilidade objetiva do conhecimento, expressa em probabilidades de acontecimentos" (Costa, 2011, p. 178). Isso significa que as ciências humanas chegariam a padrões de probabilidades, mas nunca atingiriam regularidades exatas ou leis naturais. Ainda de acordo com o autor,

> a "objetividade" seria possível, porém dependeria dos esforços do pesquisador, por um lado, de reconhecer a impossibilidade de afastamento completo dos valores e, por outro, de ter o esforço pessoal de reconhecer esses valores (conscientes e inconscientes) e procurar a realidade independentemente deles. (Ibidem, p. 178-179)

Diante dessas dificuldades, Weber propôs como estratégia metodológica a construção de *tipos ideais* (ou *tipos puros*). Eles exagerariam a realidade, tal qual ocorre numa caricatura, e por isso seriam capazes "de se esquivar das ciladas do juízo de valor e dos "pressupostos subjetivos" e apontar um "caminho para a formação de hipóteses" (Weber, 2001, p. 137). Assim, o desempenho dos profissionais nos contextos clínicos, enquanto parte do presente estudo, poderia ser compreendido e interpretado à luz dos *tipos ideais* da sociologia weberiana enquanto abstrações teóricas que caracterizariam o leque de possíveis comportamentos empiricamente observáveis.

A utilidade dos *tipos ideais* neste estudo está justamente na possibilidade de propor a "consciência não do que é genérico, mas, muito pelo contrário, do que é específico a fenômenos culturais" (Weber, 2001, p. 145). Acredita-se, desse modo, que a racionalidade expressa por cada psiquiatra em seu julgamento clínico expressaria modos específicos de pensar e exercer a prática psiquiátrica, os quais, em última análise, revelariam diferentes modos-de-ser psiquiatra.[1]

Os tipos ideais de psiquiatra

Entre os objetivos propostos para o presente trabalho, o primeiro deles consistia em analisar as diferenças entre as matrizes teóricas que orientam o trabalho do psiquiatra.

Embora existam vertentes diversas em termos terapêuticos de mesmo escopo científico nas áreas clínicas ou cirúrgicas, tal diversidade não costuma ser apresentada nem debatida nas escolas médicas. Fazê-lo comprometeria o compromisso em favor de uma medicina uniformizada em termos teóricos e práticos (Schraiber, 1993). Mas, ao contrário das demais especialidades

---

1 É pertinente reafirmar que o conceito weberiano de tipo ideal aplicado às diferentes racionalidades da clínica psiquiátrica tem aqui a finalidade de representar formas *puras* ou *ideais* do modo de pensar a psicopatologia de forma hermenêutica, de maneira análoga à utilizada para os transtornos mentais (Schwartz; Wiggins, 1987a; Schwartz; Wiggins, 1987b). Os tipos de psiquiatras representam um tipo puro, isto é, uma abstração teórica a partir da variedade existente empiricamente e, nesse sentido, as diversas possibilidades dos modos-de-ser encontrados na realidade concreta ora se aproximam mais, ora menos dessas abstrações. Portanto, isso significa que os psiquiatras têm influência das várias racionalidades em sua prática clínica, a despeito da grande probabilidade de que uma delas prevaleça.

médicas, a psiquiatria é claramente reconhecida como tendo diferentes referenciais epistemológicos que sustentam escolas de pensamento psicopatológico diversas entre si, e destaca-se por apresentar diversas racionalidades, até mesmo para o diagnóstico dos transtornos mentais. Um dos efeitos disso é que os psiquiatras comumente escolhem a subespecialização em uma área de atuação, dentro da qual se dedicarão ao estudo dos transtornos a partir de alguns referenciais teóricos – e não de outros. Com frequência, essa situação configura um conflito para o jovem psiquiatra. Por isso, a racionalidade que guia a tomada de decisão do psiquiatra acaba sendo diferente de acordo com a matriz teórica escolhida pelo profissional, e essa escolha costuma influenciar a maneira como ele encara os casos difíceis em sua prática cotidiana.

Foram apresentadas no Capítulo 2 as racionalidades que concorrem na clínica psiquiátrica a partir das três principais orientações psicopatológicas. Cada uma delas está apoiada em uma matriz teórica própria, a qual, por sua vez, corresponde a uma perspectiva epistemológica independente (Kraus, 1994; 2003; Coelho Jr.; Salem; Klautau, 2012; Bezerra Jr., 2014; Serpa Jr., 2007b). Tais racionalidades estão sintetizadas no quadro a seguir.

Quadro 9.1 Racionalidades da clínica psiquiátrica

Psicopatologia	Matriz teórica	Perspectiva
Sintomatológica-criteriológica (organicista)	Neurociências	Terceira pessoa
Psicodinâmica-psicanalítica	Psicanálise	Segunda pessoa
Fenomenológica-antropológica	Fenomenologia	Primeira pessoa

Embora não seja possível estabelecer com os dados empíricos uma relação direta entre a perspectiva adotada pelo entrevistado e a decisão tomada por ele, as três racionalidades exemplificadas mostram diferenças substanciais no raciocínio clínico sobre os casos e, portanto, na dimensão da intervenção que usa o conhecimento científico, ainda que não só ele.

São apresentados aqui três entrevistados que mais se aproximam desses *tipos ideais* e que, por isso, melhor expressam cada uma das racionalidades: organicista, psicodinâmica e fenomenológica. Nos excertos apresentados, cada uma das racionalidades está baseada no relato dos psiquiatras em relação especificamente à compreensão deles acerca das bases epistemológicas do conhecimento psicopatológico.

Conforme antecipado no Capítulo 1, tal tipologia se propõe a examinar a relação entre a perspectiva epistemológica do psiquiatra e a racionalidade que sustenta a sua prática clínica. Com esse exercício, percebe-se que, para o psiquiatra organicista, as neurociências explicariam os transtornos mentais; para o psiquiatra psicodinâmico, a psicanálise seria o eixo central de sua clínica; e, para o psiquiatra fenomenólogo, a psiquiatria não seria possível afastada da filosofia.

O tipo organicista aparece mais bem expresso no residente Itiro. No excerto a seguir, o psiquiatra atestava sua aposta na biologia como a causa dos transtornos mentais. Ao ponderar sobre os limites atuais dessa ciência, Itiro atribuía as limitações ao tempo presente, ou seja, acreditava que, com a melhoria dos instrumentos, seria possível obter maior validade nos diagnósticos no futuro. Sua perspectiva estava centrada na terceira pessoa, isto é, o diagnóstico era formulado pela observação dos comportamentos exteriorizados pelo paciente. Trata-se, assim, de uma referência clara à psicopatologia sintomatológica-criteriológica.

> *Itiro: O problema é que a psiquiatria biológica está muito no começo ainda. Acho que o grande problema da psiquiatria biológica é que ela assume que sabe muitas coisas, mas não sabe. Mas é o futuro. Quando a gente, de fato, conhecer as doenças que a gente conhece... e acho que é o caminho. Mas se assume que se sabe muito mais do que se sabe de fato, né? O problema do DSM que está sendo discutido agora... a confiabilidade é muito boa. [Porém] a validade é péssima.*

Já o tipo psicodinâmico está bem representado em Rafaela. No trecho a seguir, a psiquiatra narra uma situação na qual estava atuando com uma paciente sua que também era médica, levando em consideração tanto a sua subjetividade quanto a da paciente na compreensão do diagnóstico e na tomada de decisão. Tendo em vista o episódio relatado por Rafaela, essa perspectiva de segunda pessoa poderia ser chamada de diagnóstico pela contratransferência (Figueiredo; Coelho Jr., 2008). A psiquiatra, na ocasião da entrevista, fazia formação em Psicanálise e se dizia alinhada com a psicopatologia psicodinâmica-psicanalítica.

> *Rafaela: Tem uma "border" que eu atendo no consultório que é uma médica e que me deixa muito impotente, muito. Porque eu prescrevo medicação e ela toma do jeito dela. Ela sempre volta dizendo que está tomando de outro jeito. Ela some por três meses. Essa já fez várias tentativas de suicídio antes de passar comigo. Ela é superdifícil: bate nos namorados (é de bater muito, quebrar coisas, jogar copo no namorado). [...] Eu fico muito na dúvida se é uma coisa de assumir a minha impotência e assumir que ela vai me dar o cano, que ela vai me deixar nesse lugar, que ela pode se matar a qualquer momento, que é muito grave e não tem o que fazer. [...] Então eu tento sair um pouco desse lugar, porque às vezes ela quer me dizer que não tem nada a fazer, sabe? Eu sempre fico tentando [...] e quando eu vejo que estou muito nessa "não tem o que fazer; paciência, né? Ela está me avisando que pode...". Mas os pais são superincontinentes. A mãe, completamente louca. Infantilizam ela pra caramba. Quando está com os pais fica ainda pior. Não tem suporte. Ela tem um carimbo, ela trabalha em hospital. A qualquer momento ela pode fazer o que ela quiser. É uma paciente que me deixa o tempo todo em contato com essa coisa da minha impotência, da falta total de controle e eu sei que a qualquer momento... É maluco assim, porque me defendo de uma certa forma. Então, anoto muito bem todas as consultas com ela, converso com a mãe periodicamente e com o analista dela, dizendo: "olha, é isso, os fatos são esses. Ela é médica, ela tem um carimbo, ela tem isso, ela tem aquilo. A gente não pode fazer algo tão involuntário porque ela...".*

Por fim, o tipo fenomenológico aparece na sua forma *ideal* no relato de Caio. Durante a entrevista, o psiquiatra apontou a importância que atribui à filosofia fenomenológica na compreensão dos transtornos mentais e na boa prática psiquiátrica. Sua perspectiva mostrou-se centrada na primeira pessoa (ou, melhor dizendo, segundo ele mesmo, na "consciência") e a psicopatologia de referência, a fenomenológica-antropológica.

> Caio: Por mais que ela [a ciência da natureza] traga informações importantes, ela te desvirtua. Você vai tentar encaixar o paciente naquilo e não vai rolar, porque você está vendo muito mais coisas do que você sabe e você nem sabe o que você sabe, de fato. Mas a consciência tem algo a mais, ela extravasa, ela entra em uma outra coisa que daí o pensamento cartesiano já te limita demais, já não casa tão bem com a ciência quanto o resto da medicina. Aí já precisa de algo mais e esse algo a mais o psiquiatra também precisa. Ele precisa de mais literatura, ele precisa de mais arte, ele precisa de mais teatro, ele precisa de mais cinema, ele precisa de mais... filosofia do que o médico. Mas eu acho que precisa mesmo, porque é uma questão de precisar no sentido de que essas coisas te dão uma visão e uma abertura para o mundo, e uma capacidade de empatia e de entender o outro, de entender a vivência do outro, que nenhum livro de clínica médica te dá. E sem isso acho que não se consegue fazer uma boa psiquiatria. Você começa a virar um Bolsonaro da psiquiatria, né? Aí começa a ser complicado. Você começa a ter um pensamento extremamente limitado e que pode ser até maléfico para o paciente. [...] Eu acho que eu já tenho uma tendência a pensar de um modo mais filosófico [...] de ficar vendo o certo e o errado e tentar entender um pouco as duas partes, né? E tentar pensar mais do que uma coisa científica, que é o "certo" ou "errado". Tento pensar nas vantagens e desvantagens de cada coisa. Isso já é meu, pessoal.

Antes de explorar o *campo* da psiquiatria, vale aqui uma pequena digressão: apesar de a psicopatologia organicista e a respectiva matriz neurocientífica serem preponderantes na instituição onde trabalhavam os residentes entrevistados, muitos, se não todos, destacaram a importância de outras perspectivas epistemológicas e psicopatológicas em suas formações.

Essa influência também ficou evidente ao apontarem, nas entrevistas, para a importância da empatia e da interpessoalidade como instrumentos de diagnóstico e terapêutico, o que é característico das perspectivas da primeira pessoa e da segunda pessoa (conforme definido em "Matrizes teóricas do diagnóstico: a questão nosológica", no Capítulo 2).

O fato de o grupo entrevistado ter revelado esse interesse pelas perspectivas da primeira pessoa e da segunda pessoa, embora possa ser tomado como característica particular dessa amostra, parece reforçar a impressão de uma tendência recente, nessa instituição, à presença de diversas matrizes teóricas na formação e atuação dos psiquiatras, conforme já apontado.

O campo da psiquiatria

Apesar de os psiquiatras entrevistados terem apresentado diferentes modos de raciocínio e de racionalidades ao abordar e realizar o julgamento clínico dos pacientes, é digno de nota que os diagnósticos nosográficos estabelecidos por eles não mostraram grandes diferenças. No primeiro caso proposto, houve grande convergência para o diagnóstico de transtorno de personalidade *borderline*; no segundo caso, os psiquiatras oscilaram entre transtorno afetivo bipolar e psicose, diagnóstico esse a ser esclarecido, já que quadros nosográficos que apresentam semelhanças psicopatológicas são de difícil distinção em um primeiro atendimento.

Também merece destaque o fato de que todos os entrevistados partiram de uma hipótese diagnóstica em seu julgamento clínico, mesmo que ter um diagnóstico firmado não fosse exigência do entrevistador e mesmo que alguns dos residentes tenham destacado que chegar a um diagnóstico nosográfico não foi decisivo em seu julgamento. E isso parece ser explicado pelo fato de que estabelecer e codificar a doença é considerado o ato primordial do médico e aquele que o diferenciaria dos demais profissionais da saúde, sendo, inclusive, defendido pela classe médica do ponto de vista legal com desdobramento na lei do ato médico (Lei n. 12.842, de 10 de julho de 2013).

De acordo com Bourdieu (Bourdieu, 1996; 2003; 2013; Setton, 2002; Thiry-Cherques, 2006; Azeredo; Schraiber, 2016), o *habitus* consistiria na disposição durável de estruturas estruturadas e estruturantes de agentes em um *campo* – no caso em questão, o psiquiatra seria o agente em disputa social dentro do campo científico da medicina. E sendo ele agente em um dado *campo*, significa que o psiquiatra seria dotado de disposições estruturais por meio das quais é introjetada nele a "regra do jogo a ser jogado" e a partir das quais traça suas estratégias, investe os capitais de que dispõe e faz seus movimentos. Mas não apenas isso, pois todo agente também introduz valores e crenças de ordem pessoal e individual que o diferenciam no campo e amplificam as disputas por posição dentro do campo.

Em áreas de fronteiras do campo, como no caso da psiquiatria (Alarcão, 2018), os conflitos seriam tantos e tão diversos ao ponto de comprometer o pertencimento da especialidade ao campo científico da medicina. Tais conflitos seriam essencialmente produzidos pela natureza híbrida dos transtornos mentais, por se tratarem eles de fenômenos passíveis de estudo e intervenção tanto por parte das ciências humanas quanto das ciências naturais. Mas essas disputas de fronteira têm o poder de mudar o pensamento hegemônico dentro do campo e assim ao campo como um todo, constituindo novas perspectivas na abordagem dos problemas instaurados pela prática dos agentes. Nesse sentido, pode-se dizer que os psiquiatras colocariam em tensão a própria hegemonia da racionalidade biomédica na medicina, tal qual expresso no desabafo de Ana:

> *Ana: Acho que a formação psiquiátrica, se você for partir pelo lado da medicina, é uma formação ridiculamente pobre. Ou então, se você ficar só nessa questão médica, porque não foram os médicos que pensaram os problemas existenciais, os dilemas da vida humana e, enfim, as interações humanas, e que é o que a gente vê. [Na instituição] é muito só biológico: quais são os circuitos? Como se os circuitos dessem conta de tudo. Olhar muito pouco para a pessoa. Não acredito que descobrir os... que a gente vai descobrir a causa dos sintomas, dos problemas, só olhando os circuitos. A abordagem de uma forma geral, não sei. Agora, não*

estou pensando em uma reunião geral específica, mas, por exemplo, quando veio o cara, o "bam-bam-bam" da esquizofrenia, que falou que sintoma negativo não existia, né? Aí a gente até deu risada: "puxa, que paciente que ele anda vendo?". Falar que os pacientes... que só existe sintoma positivo, não sei, muito reducionista assim. [...] Eles não levam em conta o meio ambiente, então, na minha opinião, isso é no mínimo... até uma heresia para a medicina, porque se tudo na medicina é um gráfico "genética versus ambiente", você tira o lado do ambiente. Então, o que estamos fazendo? [...] E daí eu vejo acontecendo na psiquiatria algo que não é muito da psiquiatria, sabe?

Uma segunda característica do campo da psiquiatria que traz conflitos ao campo científico da medicina é a forte presença dos valores implícitos em suas teorias e práticas. O dilema ao qual o psiquiatra está sujeito quando lida com casos que envolvem a possibilidade de uma internação involuntária ensejaram aqui a análise da importância desses valores na constituição histórico-epistemológica da especialidade (Lima, 2007; Pearce; Pickard, 2009; Shackle, 1985), já que a dimensão valorativa se mostra presente tanto na construção teórica do conceito de transtorno mental quanto nas teorias que sustentam a operacionalização prática do diagnóstico psiquiátrico.

A partir do material produzido pelas entrevistas, foi possível evidenciar como os valores individuais influenciam o processo de tomada de decisão do psiquiatra. A análise dos exercícios de julgamento clínico dos entrevistados revelou que as ações morais estão apoiadas em perspectivas éticas diferentes. Sua intervenção parece estar norteada para prover uma vida melhor ao paciente, portanto sua compreensão do que é uma "boa vida" interfere no diagnóstico e na proposta assistencial-terapêutica do psiquiatra.

Como terceira característica do campo da psiquiatria, destaca-se, em relação à clínica médica e cirúrgica, a existência de maior autonomia de trabalho entre os psiquiatras. Ao contrário do que ocorreu nas demais áreas da medicina (Schraiber, 1993; 2008), essa liberdade de atuação do psiquiatra é garantida por conformações mais autônomas de negociação no mercado, de organização de seu serviço e de realização de sua prática técnica, provavelmente pelo fato de as tecnologias não serem necessárias como ferramentas diagnósticas na maior parte dos casos. Tudo isso contribui para que o psiquiatra tenha ainda, mesmo quando inserido em uma estruturação mais geral de prática e produção de serviços em moldes empresariais, como nos atendimentos mediados pelos planos de saúde, um exercício mais liberal da medicina, semelhante ao da primeira metade do século XX (Schraiber, 2008). Tal liberdade está expressa ainda na abertura que os psiquiatras têm para suas escolhas teóricas e no exercício de sua clínica, o que pode se revelar tanto uma característica valorizada por eles quanto motivo de desconfiança dos próprios psiquiatras ou de outros médicos para com a validade da prática em psiquiatria enquanto técnica embasada pela ciência.

10. Psiquiatria, uma "disciplina estranha"

> *O problema não reside em criticar uma Psiquiatria reputada de clássica, denunciando o coisismo e as reificações, para, em seguida, a reformar ou revolucionar fenomenologicamente – mas, sim, o de descrever o seu aparecer, os seus modos de constituição e a estrutura do seu campo: trata-se menos de uma Psiquiatria que seria fenomenológica em vez de ser organicista ou psicanalítica do que de uma fenomenologia da Psiquiatria, descrição que não cria nem critica o seu objeto, antes o deixa aparecer tal como ele se manifesta. Noutros termos, diríamos que a única questão puramente fenomenológica, neste domínio, é a da essência da Psiquiatria.*
>
> Georges Lantéri-Laura, 1983

As internações involuntárias revelam, enquanto protótipos das situações--limite, as tensões da especialidade em seus diversos ângulos: histórico, epistemológico e nosológico. Considerada outrora a mais sombria das práticas psiquiátricas, em especial pelos disparates feitos em nome de uma ciência de ambições positivistas, a privação de liberdade de um indivíduo em nome do bem-estar social e da própria saúde do sujeito é uma decisão que coloca o psiquiatra em conflito.

O raciocínio hipotético-dedutivo, característico da medicina como um todo, é dependente da articulação entre o conhecimento estabelecido e o caso apresentado. Isso significa que o médico deve determinar se as características apresentadas pelo paciente se enquadram nos quadros clínicos descritos e, mais difícil ainda, esperar que o organismo do paciente responda às estratégias terapêuticas adotadas por ele. A arte propriamente médica parece estar em adaptar o conhecimento acumulado ao caso individual para fundamentar uma decisão (Schraiber, 1993; 2008). Os entrevistados explicitaram que isso se torna ainda mais complexo na psiquiatria, na qual certas dificuldades são prementes, como a dificuldade do diagnóstico, a dependência do vínculo para que se possa acessar o paciente e a importância do contexto e do suporte familiar para a tomada de decisão.

Como discutido no primeiro capítulo, a psiquiatria, enquanto especialidade médica moderna, surgiu de uma demanda social pelo conhecimento e pelo controle dos comportamentos anormais. A ciência psicopatológica desenvolvida a partir daí não pôde mais ser separada desse imperativo ético. As internações psiquiátricas visam não somente o zelo pela saúde do enfermo, mas também proteger a sociedade dele. Não se pode, assim, pensar e exercer a psiquiatria sem considerar o ambiente normativo e cultural no qual ela está exercida, bem como os valores implícitos de quem a exerce.

Essa condição remonta à constituição da especialidade dentro da medicina em uma espécie de encruzilhada epistemológica: de um lado, a metodologia própria das ciências naturais que permitia a descrição e a categorização dos transtornos mentais; de outro, os limites do conhecimento biológico e a dimensão valorativa do próprio sofrimento que recrutava o apoio das chamadas ciências humanas e que se tornou indispensável para a compreensão e as intervenções sobre os transtornos mentais. A psiquiatria constituía-se, assim, uma "disciplina estranha".

Jaspers (1998) já apontava para isso em *O médico na era da técnica*. Dizia ele que "no fim do século XVIII, a Psiquiatria foi aceita no círculo das disciplinas médicas científico-naturais. Mas permaneceu uma disciplina estranha. Pertence tanto às ciências do espírito como da natureza" (p. 47). O psiquiatra, então, registraria, em sua transição para a filosofia os limites científicos da especialidade. Nas palavras do autor, "a psiquiatria, tal como a psicologia, é uma ciência apenas na medida em que algo, no tocante à alma, a determina objetivamente, algo distinguível, identificável objetivamente e, por isso, pesquisável". E conclui ele, indicando a relevância da experiência nessa cientificidade: "de mais a mais, só é ciência graças à experiência – que impele a uma concreção concludente – quer seja experimental, estatística ou biográfica, quer seja na observação de movimento formas, figuras ou no trato com o homem" (p. 47).

O grande valor dado à produção e ao domínio do conhecimento técnico-científico acaba por vezes soterrando a importância da experiência vivida pelo psiquiatra diante de seu paciente. Por vezes, em situações corriqueiras da clínica, fica menos evidente a limitação que uma prática exclusivamente baseada em protocolos genéricos do conhecimento científico traz para a intervenção. Nessas situações também são apagados com facilidade o valor do saber prático e a virtuosidade que reside em seu apelo e no apelo à reflexão ética na tomada de decisão. Por isso, aqui se buscaram as situações-limite. Em razão de sua tragicidade (Ricoeur, 1991), tais situações demarcam a necessidade da produção de pensamento sobre a prática psiquiátrica em toda a sua complexidade.

Referências

ABDALLA-FILHO, E; TELLES, LEB; CHALUB, M. **Psiquiatria Forense de Taborda**. 3. ed. Porto Alegre: Artmed, 2015.

ALARCÃO, GG. **Na contracorrente? Resistências, adaptações e apropriações**: a formação do Serviço de Psicoterapia do Instituto de Psiquiatria do Hospital das Clínicas da Faculdade de Medicina da Universidade de São Paulo, 1962-1965. 2018. Tese (Doutorado) – Faculdade de Medicina da Universidade de São Paulo (FMUSP), São Paulo, 2018.

ALMEIDA FILHO, N. For a General Theory of Health: preliminar epistemological and anthropological notes. **Cadernos de Saúde Pública**, v. 17, n. 4, p. 753-799, 2001.

ALMEIDA FILHO, N; JUCÁ, V. Saúde como ausência de doença: crítica à teoria funcionalista de Christopher Boorse. **Ciência & Saúde Coletiva**, v. 7, n. 4, p. 879-889, 2002.

AMERICAN PSYCHIATRIC ASSOCIATION (APA). **Manual diagnóstico e estatístico de transtornos mentais – DSM-V**. 5. ed. Porto Alegre: Artmed, 2014.

APPELBAUM, PS. Assessment of patients' competence to consent to treatment. **New England Journal of Medicine**, v. 357, p. 1834-1840, 2007.

APPELBAUM, PS. Protecting the rights of persons with disabilities: an international convention and its problems. **Psychiatric Services**, v. 67, n. 4, p. 366-368, 2016.

ARISTÓTELES. **Ética a Nicômaco**. São Paulo: Editora Atlas, 2009.

ARMONTROUT, J; GITLIN, D; GUTHEIL, T. Do consultation psychiatrists, forensic psychiatrists, psychiatry trainees, and health care lawyers differ in opinion on gray area decision-making capacity cases? A Vignette-based survey. **Psychosomatics**, v. 57, p. 472-479, 2016.

ARRUDA, TN. **Como os juízes decidem os casos difíceis?** A guinada pragmática de Richard Posner e a crítica de Ronald Dworkin. 2011. Dissertação (Mestrado) – Faculdade de Direito da Universidade de São Paulo (FDUSP), São Paulo, 2011.

ATKINSON, P. **Medical talk and medical work**: the liturgy of the clinic. London: Sage Publications, 1995.

AYRES, JRCM. Cuidado: tecnologia ou sabedoria prática? **Interface – Comunicação, Saúde, Educação**, v. 4, n. 6, p. 117-120, 2000.

AYRES, JRCM. Sujeito, intersubjetividade e práticas de saúde. **Ciência & Saúde Coletiva**, v. 6, n. 1, p. 63-72, 2001.

AYRES, JRCM. Norma e formação: horizontes filosóficos para as práticas de avaliação no contexto da promoção da saúde. **Ciência & Saúde Coletiva**, v. 9, n. 3, p. 583-592, 2004.

AYRES, JRCM. Uma concepção hermenêutica de saúde. **Physis: Revista de Saúde Coletiva**, v. 17, n. 1, p. 43-62, 2007.

AYRES, JRCM. Georges Canguilhem e a construção do campo da Saúde Coletiva brasileira. **Intelligere. Revista de História Intelectual**, v. 2, n. 1, p. 139-155, 2016.

AZEREDO, YN; SCHRAIBER, LB. El poder médico y la crisis de los vínculos de confianza en la medicina contemporánea. **Salud colectiva**, v. 12, n. 1, p. 9-21, 2016.

BALTAZAR, ML. **Modelos e tendências da Psiquiatria no Brasil**: estudo retrospectivo (1955/1970 e 1980/1990). 1997. Tese (Doutorado) – Instituto de Assistência Médica ao Servidor Público Estadual (IAMSPE), São Paulo, 1997.

BANZATO, CEM. Sobre a distinção entre "critério" e "sintoma" na nosologia psiquiátrica. **Revista Latinoamericana de Psicopatologia Fundamental**, v. 3, p. 9-17, 2000.

BANZATO, CEM. Classification in psychiatry: the move towards ICD-11 and DSM-V. **Current Opinion in Psychiatry**, v. 17, p. 497-501, 2004.

BANZATO, CEM. Deflating psychiatric classification. **Philosophy, Psychiatry, & Psychology**, v. 16, n. 1, p. 23-27, 2009.

BANZATO, CEM; PEREIRA, MEC. O lugar do diagnóstico na clínica psiquiátrica. In: ZORZANELLI, R; BEZERRA JR., B; COSTA, JF. **A criação de diagnósticos na psiquiatria contemporânea**. Rio de Janeiro: Editora Garamond, 2014.

BANZATO, CEM; ZORZANELLI, R. Superando a falsa dicotomia entre natureza e construção social: o caso dos transtornos mentais. **Revista Latinoamericana de Psicopatologia Fundamental**, v. 17, n. 1, p. 100-113, 2014.

BANZATO, CEM; ZORZANELLI, R. Conhecimento tácito e raciocínio clínico em psiquiatria. **Psicopatologia Fenomenológica Contemporânea**, v. 6, n. 2, p. 81-92, 2017.

BARDIN, L. **Análise de conteúdo**. São Paulo: Edições 70, 2011.

BARROS, DM; SERAFIM, AP. Parâmetros legais para a internação involuntária no Brasil. **Revista de Psiquiatria Clínica**, v. 36, n. 4, p. 175-177, 2009.

BEAUCHAMP, TL; CHILDRESS, JF. **Princípios de ética biomédica**. 3. ed. São Paulo: Edições Loyola, 2013.

BEER, MD. History of psychiatry and the psychiatric profession. **Current Opinion in Psychiatry**, v. 22, p. 594-600, 2009.

BELLODI, PL. Vocação, profissão e personalidade: uma contribuição na área médica através do psicodiagnóstico de Rorschach. **Avaliação Psicológica**, v. 5, n. 2, p. 269-273, 2006.

BERCHERIE, P. **Los fundamentos de la clínica**: historia y estructura del saber psiquiátrico. Buenos Aires: Manantial Editora, 2014.

BERLINGUER, G. **Questões de vida**: ética, ciência, saúde. Salvador/São Paulo/Londrina: APCE-HUCITEC-CEBES, 1993.

BERRIOS, GE. **Rumo a uma nova epistemologia da psiquiatria**. São Paulo: Escuta, 2015.

BERRIOS, GE; PORTER, P. **História da psiquiatria clínica**, v. 3. São Paulo: Escuta, 2012.

BERTOLLI, C. Por uma história recorrente da medicina, da saúde e da enfermidade. **Interface –Comunicação, Saúde, Educação**, v. 21, n. 61, p. 251-255, 2017.

BEZERRA JR., B. Desafios da reforma psiquiátrica no Brasil. **Physis: Revista de Saúde Coletiva**, v. 17, n. 2, p. 243-250, 2007.

BEZERRA JR., B. A psiquiatria contemporânea e seus desafios. *In*: ZORZANELLI, R; BEZERRA JR., B; COSTA, JF. **A criação de diagnósticos na psiquiatria contemporânea**. Rio de Janeiro: Editora Garamond, 2014.

BIRMAN, J. **A psiquiatria como discurso da moralidade**. Rio de Janeiro: Graal, 1978.

BJÖRK, J; LYNÖE, N; JUTH, N. Empirical and philosophical analysis of physicians' judgments of medical indications. **Clinical Ethics**, v. 11, n. 4, p. 190-199, 2016.

BLOC, L; MOREIRA, V. Sintoma e fenômeno na psicopatologia fenomenológica de Arthur Tatossian. **Revista Latinoamericana de Psicopatologia Fundamental**, v. 16, n. 1, p. 28-41, 2013.

BLOCH, S; GREEN, SA. An ethical framework for psychiatry. **British Journal of Psychiatry**, v. 188, p. 7-12, 2006.

BODKIN, JA; KLITZMAN, RL; POPE JR., HG. Treatment orientation and associated characteristics of north american academic psychiatrists. **Journal of Nervous and Mental Disease**, v. 183, n. 12, p. 729-735, 1995.

BOLTON, D. What is mental illness? *In*: FULFORD, KWM *et al.* **The Oxford Handbook of Philosophy and Psychiatry**. Oxford: Oxford University Press, 2013.

BOURDIEU, P. **Razões práticas**: sobre a teoria da ação. Campinas: Papirus, 1996.

BOURDIEU, P. **O poder simbólico**. Rio de Janeiro: Bertrand Brasil, 2003.

BOURDIEU, P. **O senso prático**. 3. ed. Petrópolis: Editora Vozes, 2013.

BRADFIELD, BC. **The phenomenology of psychiatric diagnosis**: an exploration of the experience of intersubjectivity. 2002. Dissertação (Mestrado) – Rhodes University, Makhanda, África do Sul, 2002.

BRASIL. Projeto de Lei n. 3.657/1989, Paulo Delgado (PT-MG). Dispõe sobre a extinção progressiva dos manicômios e sua substituição por outros recursos assistenciais e regulamenta a internação psiquiátrica compulsória. Disponível em: https://www.camara.leg.br/proposicoesWeb/fichadetramitacao?idProposicao=20004. Acesso em: 10 jul. 2020.

BRASIL. Lei n. 10.216, de 06 de abril de 2001. Dispõe sobre a proteção e os direitos das pessoas portadoras de transtornos mentais e redireciona o modelo assistencial em saúde mental. **Diário Oficial da União**, Brasília (DF). 9 abr. 2001; Seção 1:2.

BRASIL. Lei n. 12.842, de 10 de julho de 2013. Dispõe sobre o exercício da Medicina. **Diário Oficial da União**, Brasília (DF). 11 jul. 2013; Seção 1:1,6.

BRASIL. Ministério da Saúde. Portaria n. 2.391, de 26 de dezembro de 2002. Regulamenta o controle das internações psiquiátricas involuntárias (IPI) e voluntárias (IPV) de acordo com o disposto na Lei n. 10.216, de 6 de abril de 2002. **Diário Oficial da União**, Brasília (DF). 27 dez. 2002; Seção 1:349.

BRUNER, J. O processo da educação. Companhia Editorial Nacional, 1975.

BRUYNE, P; HERMAN, J; SCHOUTHEETE, M. **Dinâmica da pesquisa em ciências sociais**: os pólos da prática metodológica. Rio de Janeiro: Francisco Alves, 1977.

BUCHANAN, A. Georges Canguilhem and the diagnosis of personality disorder. **Journal of the American Academy of Psychiatry and the Law**, v. 35, p. 148-151, 2007.

BUCHANAN, A; BHUGRA, D. Attitude of the medical profession to psychiatry. **Acta Psychiatrica Scandinavica**, v. 85, p. 1-5, 1992.

BUCHANAN, A; BROCK, DW. **Deciding for others**: the ethics of surrogate decision making. Cambridge: Cambridge University Press, 1990.

BUCHANAN, A; GROUNDS, A. Forensic psychiatry and public protection. **British Journal of Psychiatry**, v. 198, p. 420-423, 2011.

BUSATTO FILHO, G. Introdução: a psiquiatria como especialidade médica. *In*: BUSATTO FILHO, G. **Fisiopatologia dos transtornos psiquiátricos**. São Paulo: Editora Atheneu, 2006.

CALIL, CA. Aí vem o Febrônio! **Teresa: Revista de Literatura Brasileira**, v. 15, p. 101-116, 2015.

CAMARGO JR., KR. A biomedicina. **Physis: Revista de Saúde Coletiva**, v. 15, Suplemento, p. 177-201, 2005.

CANGUILHEM, G. **Ideología y racionalidad en la historia de las ciencias de la vida**. Buenos Aires: Amorrortu, 2005.

CANGUILHEM, G. **O normal e o patológico**. 6. ed. Rio de Janeiro: Forense Universitária, 2009.

CANGUILHEM, G. **Estudos de história e de filosofia das ciências concernentes aos vivos e à vida**. Rio de Janeiro: Forense Universitária, 2012.

CAPONI, S. As classificações psiquiátricas e a herança mórbida. **Scientiae Studia**, v. 9, n. 1, p. 29-50, 2011.

CASTEL, R. **A ordem psiquiátrica**: a idade de ouro do alienismo. Rio de Janeiro: Edições Graal, 1978.

CASTELLANA, GB; BARROS, DM. Transtornos da personalidade: história do diagnóstico. *In*: MOTA, A; MARINHO, MGSMC (org.). **História da psiquiatria**: ciência, práticas e tecnologias de uma especialidade médica. São Paulo: FMUSP/UFABC/Casa de Soluções, 2012.

CASTELLANA, GB; CARVALHO, VB; BARROS, DM. Psicopatologia forense. *In*: BARROS, DM; CASTELLANA, GB (org.). **Psiquiatria forense**: interfaces jurídicas, éticas e clínicas. Rio de Janeiro: Elsevier, 2015.

CHRISTENSEN, RC. Involuntary psychiatric hospitalization and risk management: the ethical considerations. **Jefferson Journal of Psychiatry**, v. 11, n. 2, p. 42-47, 1993.

CLAVREUL, J. **A ordem médica**: poder e impotência do discurso médico. São Paulo: Brasiliense, 1978.

CLOTET, J. **Bioética**: uma aproximação. Porto Alegre: EDIPUCRS, 2003.

COELHO JR., N; SALEM, P; KLAUTAU, P (org.). **Dimensões da intersubjetividade**. São Paulo: Editora Escuta, 2012.

COMTE-SPONVILLE, A; FERRY L. **A sabedoria dos modernos**: dez questões para o nosso tempo. São Paulo: Martins Fontes, 1999.

CONSELHO FEDERAL DE MEDICINA (CFM). Resolução CFM n. 2.057/2013. Publicado no D.O.U. de 12 de nov. de 2013, Seção I, p. 165-171.

CONSELHO FEDERAL DE MEDICINA (CFM). Código de Ética Médica: Resolução CFM n. 2.217, de 27 de setembro de 2018, modificada pelas Resoluções n. 2.222/2018 e n. 2.226/2019. Brasília: Conselho Federal de Medicina, 2019.

CORYELL, W; WETZEL, WD. Attitudes toward issues in psychiatry among third-year: residents: a brief survey. **American Journal of Psychiatry**, v. 135, n. 6, p. 732-735, 1978.

COSGROVE, L *et al*. Conflicts of interest and disclosure in the American Psychiatric Association's Clinical Practice Guidelines. **Psychotherapy and Psychosomatics**, v. 78, p. 228-232, 2009.

COSTA, JF. **História da Psiquiatria no Brasil**: um corte ideológico. Rio de Janeiro: Garamond, 2006.

COSTA, JF. As fronteiras disputadas entre normalidade, diferença, patologia. *In*: ZORZANELLI, R; BEZERRA JR., B; COSTA, JF. **A criação de diagnósticos na psiquiatria contemporânea**. Rio de Janeiro: Editora Garamond, 2014.

COSTA, JH. Max Weber e a objetividade do conhecimento nas ciências da cultura: um breve guia para o texto A "Objetividade" do Conhecimento na Ciência Social e na Ciência Política (1904). **Revista Espaço Acadêmico**, v. 10, n. 120, p. 175-185, 2011.

COSTA E SILVA, JA. **A doença e o doente mental**: os limites da psiquiatria. Rio de Janeiro: Edições Achiame, 1979.

CRADDOCK, N; MYNORS-WALLIS, L. Psychiatric diagnosis: impersonal, imperfect and important. **British Journal of Psychiatry**, v. 204, p. 93-95, 2014.

CUNHA, MCP. **O espelho do mundo**: Juquery, a história de um asilo. Rio de Janeiro: Paz e Terra, 1986.

CYRINO, AP; SCHRAIBER, LB; TEIXEIRA, RR. A educação para o autocuidado no diabetes mellitus tipo 2: da adesão ao "empoderamento". **Interface – Comunicação, Saúde, Educação**, v. 13, n. 30, p. 93-106, 2009.

DESLANDES, SF; ASSIS, SG. Abordagens quantitativa e qualitativa em saúde: o diálogo das diferenças. *In*: MINAYO, MCS; DESLANDES, SF (org.). **Caminhos do pensamento**: epistemologia e método. Rio de Janeiro: Fiocruz, 2002.

DIAS, IM. **História da psiquiatria no estado de São Paulo (sob o signo da exclusão)**. 1985. Dissertação (Mestrado) – Faculdade de Medicina da Universidade de São Paulo (FMUSP), 1985.

DONNANGELO, MCF; PEREIRA, L. **Saúde e sociedade**. São Paulo: Livraria Duas Cidades, 1979.

DUNKER, CIL. A neurose como encruzilhada narrativa: psicopatologia psicanalítica e diagnóstica psiquiátrica. *In*: ZORZANELLI, R; BEZERRA JR., B; COSTA, JF (org.). **A criação de diagnósticos na psiquiatria contemporânea**. Rio de Janeiro: Editora Garamond, 2014.

DURAND, G. **Introdução geral à bioética**. São Paulo: Edições Loyola, 2003.

EASTMAN, N; STARLING, B. Mental disorder ethics: theory and empirical investigation. **Journal of Medical Ethics**, v. 32, p. 94-99, 2006.

EY, H; BERNARD, P; BRISSET, C. **Manual de psiquiatria**. 5. ed. Rio de Janeiro: Masson, 1981.

EYSENCK, MW; KEANE, MT. **Manual de psicologia cognitiva**. 7. ed. Porto Alegre: Artmed, 2017.

FAUSTO, B. **O crime do restaurante chinês**: carnaval, futebol e justiça na São Paulo dos anos 30. São Paulo: Companhia das Letras, 2009.

FEIGHNER, JP *et al*. Diagnostic criteria for use in psychiatric research. **Archives General Psychiatry**, v. 26, n. 1, p. 57-63, 1972.

FIGUEIREDO, AC; TENÓRIO, F. O diagnóstico em psiquiatria e psicanálise. **Revista Latinoamericana de Psicopatologia Fundamental**, v. 1, p. 29-43, 2002.

FIGUEIREDO, AM. Bioética clínica e sua prática. **Revista Bioética**, v. 19, n. 2, p. 343-358, 2001.

FIGUEIREDO, LCM; COELHO JR., NE. **Ética e técnica em psicanálise**. 2. ed. São Paulo: Editora Escuta, 2008.

FIGUEIREDO, LCM; COELHO JR., NE. **Adoecimentos psíquicos e estratégias de cura**: matrizes e modelos em Psicanálise. São Paulo: Blucher, 2018.

FLICK, U. **Introdução à pesquisa qualitativa**. 3. ed. Porto Alegre: Artmed, 2009.

FOUCAULT, M. **O poder psiquiátrico**. São Paulo: Editora Martins Fontes, 2006.

FOUCAULT, M. **História da loucura**. 9. ed. São Paulo: Perspectiva, 2010.

FOUCAULT, M. **O nascimento da clínica**. 7. ed. São Paulo: Forense Universitária, 2011.

FRANCO, FLFN. Georges Canguilhem e a psiquiatria: norma, saúde e patologia mental. **Primeiros Escritos**, v. 1, n. 1, p. 87-95, 2009.

FREITAG, B. **Itinerários de Antígona**: a questão da moralidade. Campinas: Papirus, 1992.

FREUD, S. **Obras completas (1893-1899)**, v. 3. Rio de Janeiro: Imago, 1996.

FREYRE, G. **Sociologia da Medicina**. São Paulo: É Realizações, 2009.

FUCHS, T. **Para uma psiquiatria fenomenológica**: ensaios e conferências sobre as bases antropológicas da doença psíquica, memória corporal e si mesmo ecológico. Rio de Janeiro: Via Verita, 2018.

FULFORD, KWM. What is (mental) disease?: an open letter to Christopher Boorse. **Journal of Medical Ethics**, v. 27, n. 2, p. 80-85, 2001.

FULFORD, KWM. Facts/Values: Ten principles of Values-Based Medicine. *In*: RADDEN, J. **The Philosophy of Psychiatry**: a companion. Oxford: Oxford University Press, 2004.

FULFORD, KWM; CHRISTODOULOU, GN; STEIN, DJ. Values and ethics: perspectives on psychiatry for the person. **International Journal of Person Centered Medicine**, v. 1, n. 1, p. 131-133, 2011.

FULFORD, KWM *et al*. Looking with both eyes open: fact and value in psychiatric diagnosis? Forum: facts and values in psychiatric diagnosis. **World Psychiatry**, v. 4, n. 2, p. 78-86, 2005.

FULFORD, KWM; HANDA, A. (No prelo). **Prática baseada em valores em cuidados clínicos**: um modelo de treinamento. Oxford: Centro Colaborador para a Prática Baseada em Valores em Saúde e Assistência Social.

GABBARD, GO. **Psiquiatria psicodinâmica na prática clínica**. 4. ed. Porto Alegre: Artmed, 2006.

GADAMER, H-G. **O mistério da saúde**: o cuidado da saúde e a arte da Medicina. Lisboa: Edições 70, 2009.

GARCIA, FV. Canguilhem y la crítica de las disciplinas "psi". *In*: LÓPEZ, RR (ed.). **Contrapsicología**: de las luchas antipsiquiátricas a la psicologización de la cultura. Madrid: Dado Ediciones, 2016.

GERT, B; CULVER, CM. Defining mental disorder. *In*: RADDEN, J. **The Philosophy of Psychiatry**: a companion. Oxford: Oxford University Press, 2004.

GIORDANO JR., S. **A persistência da higiene e a doença mental**: contribuição à história das políticas de saúde mental no Estado de São Paulo. 1989. Dissertação (Mestrado) – Faculdade de Medicina da Universidade de São Paulo (FMUSP), São Paulo, 1989.

GONÇALVES, AMN; DANTAS, CR; BANZATO, CEM. Values and DSM-5: looking at the debate on attenuated psychosis syndrome. **BMC Medical Ethics**, v. 17, n. 7, 2016.

GOOD, BJ. **Medicine, rationality and experience**: an anthropological perspective. Cambridge: Cambridge University Press, 1994.

GOWANS, MC *et al*. Which students will choose a career in psychiatry? **Canadian Journal of Psychiatry**, v. 56, n. 10, p. 605-613, 2011.

GRACIA, D. **Pensar a bioética**: metas e desafios. São Paulo: Centro Universitário São Camilo/Loyola, 2010.

GREENE, J. **Tribos morais**: a tragédia da moralidade do senso comum. Rio de Janeiro: Record, 2018.

GRISSO, T; APPELBAUM, PS; HILL-FOTOUHI, C. The MacCAT-T: a clinical tool to assess patient's capacities to make treatment decisions. **Psychiatric Services**, v. 48, p. 1415-1419, 1997.

GUBERT, PG. A pequena ética de Paul Ricoeur. **Impulso**, v. 24, n. 59, p. 81-91, 2014.

GUIMARÃES-FERNANDES, F; CASTELLANA, GB. O que é transtorno mental? Conceitos fundamentais sobre o diagnóstico em psiquiatria. *In*: HUMES, EC *et al*. **Clínica psiquiátrica**: guia prático. São Paulo: Manole, 2019.

HABERMAS, J. **Teoría de la acción comunicativa**: complementos y estudios prévios. Madrid: Cátedra, 1989.

HAIDT, J. The emotional dog and its rational tail: a social intuitionist approach to moral judgment. **Psychol. Rev.**, Oct. 2001.

HIPÓCRATES. **Sobre o riso e a loucura**. São Paulo: Hedra, 2011.

HUSSERL, E. **Ideias para uma fenomenologia pura e para uma filosofia fenomenológica**: introdução geral à fenomenologia. São Paulo: Ideias & Letras, 2006.

ILLICH, I. The medicalization of life. **Journal of Medical Ethics**, v. 1, p. 73-77, 1975.

IONESCU, S. **Quatorze abordagens de Psicopatologia**. 2. ed. Porto Alegre: Artmed, 1997.

JASPERS, K. **O médico na era da técnica**. Lisboa: Edições 70, 1998.

JASPERS, K. **Psicopatologia geral**. 7. ed. Rio de Janeiro: Atheneu, 2000.

KAHNEMAN, D. **Rápido e devagar**: duas formas de pensar. São Paulo: Objetiva, 2012.

KENDELL, RE. The concept of disease and its implications for psychiatry. **British Journal of Psychiatry**, v. 127, p. 305-315, 1975.

KENDELL, RE et al. Diagnostic criteria of american and british psychiatrists. **Archives of General Psychiatry**, v. 25, n. 2, p. 123-130, 1971.

KENDLER, K. The nature of psychiatric disorders. **World Psychiatry**, v. 15, p. 5-12, 2016.

KENDLER, KS. Toward a scientific psychiatric nosology: strengths and limitations. **Archives of General Psychiatry**, v. 47, n. 10, p. 969-973, 1990.

KENDLER, KS. A psychiatric dialogue on the mind-body problem. **American Journal of Psychiatry**, v. 158, p. 989-1000, 2001.

KENDLER, KS; ZACHAR, P. The incredible insecurity of Psychiatric nosology. In: KENDLER, KS; PARNAS, J. **Philosophical issues in psychiatry**: explanation, phenomenology and nosology. Baltimore: Johns Hopkins University Press, 2008.

KIM, SYH. Varieties of decisional incapacity: theory and practice. **British Journal of Psychiatry**, v. 203, n. 6, p. 403-405, 2013.

KLEIN, G. **The power of intuition**: how to use your gut feelings to make better decisions at work. [S.l.]: Crown Business, 2007.

KLERMAN, GL *et al*. Sociopsychological characteristics of resident psychiatrists and their use of drug therapy. **American Journal of Psychiatry**, v. 117, n. 2, p. 111-117, 1960.

KRAUS, A. Phenomenological and Criteriological Diagnosis: Different or Complementary? *In*: SADLER, JZ; WIGGINS, OP; SCHWARTZ, MA. **Philosophical perspectives on Psychiatric Diagnostic Classification**. Baltimore: The Johns Hopkins University Press, 1994.

KRAUS, A. How can the phenomenological-anthropological approach contribute to diagnosis and classification in psychiatry? *In*: FULFORD, B *et al*. **Nature and narrative**. New York: Oxford University Press, 2003.

KURCGANT, D. **Uma visão histórico-crítica do conceito de crise não--epiléptica psicogênica**. 2010. Tese (Doutorado) – Faculdade de Medicina da Universidade de São Paulo (FMUSP), São Paulo, 2010.

LA TAILLE, Y. **Moral e ética**: dimensões intelectuais e afetivas. Porto Alegre: Artmed, 2006.

LA TAILLE, Y. Moral e ética: uma leitura psicológica. **Psicologia: Teoria e Pesquisa**, v. 26 (especial), p. 105-114, 2010.

LAMPE, L *et al*. Psychiatrists and GPs: diagnostic decision making, personality profiles and attitudes toward depression and anxiety. **Australasian Psychiatry**, v. 21, n. 3, p. 231-237, 2013.

LANTÉRI-LAURA, G. Fenomenologia e crítica dos fundamentos da psiquiatria. **Análise Psicológica**, v. 4, n. 3, p. 555-564, 1983.

LANTÉRI-LAURA, G. **Leitura das perversões**: história de sua apropriação médica. Rio de Janeiro: Zahar, 1994.

LEBOWITZ, MS; APPELBAUM, PS. Biomedical explanations of psychopathology and their implications for attitudes and beliefs about mental disorders. **Annual Review of Clinical Psychology**, v. 15, p. 555-577, 2019.

LIBONI, M. **A estrutura da sensibilidade moral dos psiquiatras do Brasil**. Tese (Doutorado). 2005. São Paulo: Faculdade de Medicina da Universidade de São Paulo, São Paulo, 2005.

LIMA, M. *et al*. Invisibilidade do uso de drogas e a assistência de profissionais dos serviços de AIDS. **Revista de Saúde Pública**, v. 41, supl. 2, p. 6-13, 2007.

LIMA, MA. Internação involuntária em Psiquiatria: legislação e legitimidade, contexto e ação. In: CONSELHO REGIONAL DE MEDICINA DO ESTADO DE SÃO PAULO (CREMESP). **Ética e Psiquiatria**. 2. ed. São Paulo: CREMESP, 2007.

LOMBROSO, C. **O homem delinquente**. São Paulo: Ícone, 2007.

LUZ, MT. **Natural, racional, social**: razão médica e racionalidade científica moderna. Rio de Janeiro: Campos, 1988.

MACHADO, R et al. **Danação da norma**: medicina social e constituição da psiquiatria no Brasil. Rio de Janeiro: Graal, 1978.

MALDONATO, M. **Na hora da decisão**: somos sujeitos conscientes ou máquinas biológicas? São Paulo: Edições SESC, 2017.

MALHI, GS et al. Who picks psychiatry? Perceptions, preferences and personality of medical students. **Australian and New Zealand Journal of Psychiatry**, v. 45, p. 861-870, 2011.

MALLOY-DINIZ, LF; KLUWE-SCHIAVON, B; GRASSI-OLIVEIRA, R. **Julgamento e tomada de decisão**. São Paulo: Pearson Clinical Brasil, 2018.

MANDARELLI, G et al. Treatment decision-making capacity in non-consensual psychiatric treatment: a multicentre study. **Epidemiology and Psychiatric Sciences**, v. 27, n. 5, p. 492-499, 2018.

MARTEAN, L; EVANS, C. Prescribing for personality disorder: qualitative study of interviews with general and forensic consultant psychiatrists. **Psychiatric Bulletin**, v. 38, n. 3, p. 116-121, 2014.

MATTHEWS, E. Autonomy and the psychiatric patient. **Journal of Applied Philosophy**, v. 17, n. 1, p. 59-70, 2000.

MATTHEWS, E. How can a mind be sick? In: FULFORD, KWM et al. **Nature and narrative**: an introduction to the philosophy of psychiatry. Oxford: Oxford University Press, 2013.

MESSAS, GP. **Psicopatologia fenomenológica contemporânea**. São Paulo: Roca, 2008.

MESSAS, GP. A phenomenological contribution to the approach of biological psychiatry. **Journal of Phenomenological Psychology**, v. 41, p. 180-200, 2010.

MESSAS, GP. O sentido da fenomenologia na psicopatologia geral de Karl Jaspers. **Psicopatologia Fenomenológica Contemporânea**, v. 3, n. 1, p. 23-47, 2014.

MESSAS, GP; FULFORD, KWM; STANGHELLINI, G. The contribution of human sciences to the challenges of contemporary psychiatry. **Trends in Psychiatry and Psychotherapy**, v. 39, n. 4, p. 229-231, 2017.

MINAYO, MCS. Análise qualitativa: teoria, passos e fidedignidade. **Ciência & Saúde Coletiva**, v. 17, n. 3, p. 621-626, 2012.

MINAYO, MCS; SANCHES, O. Qualitativo-quantitativo: oposição ou complementaridade? **Cadernos de Saúde Pública**, v. 9, n. 3, p. 239-62, 1993.

MISHARA, AL; SCHWARTZ, MA. Conceptual analysis of psychiatric approaches: phenomenology, psychopathology, and classification. **Current Opinion in Psychiatry**, v. 8, p. 312-316, 1995.

MOLEWIJK, B; KLEINLUGTENBELT, D; WIDDERSHOVEN, G. The role of emotions in moral case deliberation: theory, practice, and methodology. **Bioethics**, v. 25, n. 7, p. 383-393, 2011.

MOTA, A; SCHRAIBER, LB. Medicina sob as lentes da História: reflexões teórico-metodológicas. **Ciência & Saúde Coletiva**, v. 19, n. 4, p. 1085-1094, 2014.

NEVES, AC. A construção do corpo psiquiátrico. *In*: MOTA, A; MARINHO, MGSM. **História da Psiquiatria**: ciências, práticas e tecnologias de uma especialidade médica, v. II. São Paulo: USP/UFABC/Casa de Soluções e Editora, 2012. (Coleção Medicina, Saúde e História).

NORA, CRD; ZOBOLI, ELCP; VIEIRA, MM. Deliberação ética em saúde: revisão integrativa da literatura. **Revista Bioética**, v. 23, n. 1, p. 114-123, 2015.

ORGANIZAÇÃO MUNDIAL DA SAÚDE (OMS). **CID-10**: Classificação Estatística Internacional de Doenças e Problemas Relacionados à Saúde. 4. ed. São Paulo: Edusp, 1997.

OWEN, GS *et al*. Decision-making capacity for treatment in psychiatric and medical in-patients: cross-sectional, comparative study. **British Journal of Psychiatry**, v. 203, n. 6, p. 461-467, 2013.

PACHECO, MVPC. Esquirol e o surgimento da psiquiatria contemporânea. **Revista Latinoamericana de Psicopatologia Fundamental**, v. 1, n. 2, p. 152-157, 2003.

PEARCE, S; PICKARD, H. The moral content of psychiatric treatment. **British Journal of Psychiatry**, v. 195, n. 4, p. 281-282, 2009.

PEREIRA, L. Paul Ricoeur, o caminho da sabedoria prática. **Revista Diacrítica**, v. 26, n. 2, p. 470-489, 2012.

PEREIRA, LMF. **Reformas da ilusão**: a terapêutica psiquiátrica em São Paulo na primeira metade do século XX. 1995. Tese (Doutorado) – Faculdade de Ciências Médicas da Universidade Estadual de Campinas (FCM-Unicamp), Campinas, 1995.

PEREIRA, MEC. Morel e a questão da degenerescência. **Revista Latinoamericana de Psicopatologia Fundamental**, v. 11, n. 3, p. 490-496, 2008.

PEREIRA, MEC. A crise da psiquiatria centrada no diagnóstico e o futuro da clínica psiquiátrica: psicopatologia, antropologia médica e o sujeito da psicanálise. **Physis: Revista de Saúde Coletiva**, v. 24, n. 4, p. 1035-1052, 2014.

PERES, MFT. Manicômio judiciário da Bahia: da constituição a pré-reforma psiquiátrica. *In*: MOTA, A; MARINHO, MGSM. **História da Psiquiatria**: ciências, práticas e tecnologias de uma especialidade médica, v. II. São Paulo: USP/UFABC/Casa de Soluções e Editora, 2012. (Coleção Medicina, Saúde e História).

PESSOA JR., OF. Livre-arbítrio e Direito. *In*: BARROS, DM; CASTELLANA, GB (org.). **Psiquiatria forense**: interfaces jurídicas, éticas e clínicas. Rio de Janeiro: Elsevier, 2015.

PESSOTTI, I. **A loucura e as épocas**. Santo André: Esetec Editores Associados, 2012.

PINEL, P. **Tratado médico-filosófico sobre a alienação mental ou a mania**. Porto Alegre: Editora UFRGS, 2007.

PITTA, AMF. Um balanço da reforma psiquiátrica brasileira: instituições, atores e políticas. **Ciência & Saúde Coletiva**, v. 16, n. 12, p. 4579-4589, 2011.

PORTER, R. **Madness:** a brief history. Oxford: Oxford University Press, 2002.

POUNCEY, C. Why does psychiatry need to define "mental disorder"? **Revista Latinoamericana de Psicopatologia Fundamental**, v. 8, n. 3, p. 102-112, 2004.

PROFESSIONAL STAFF OF THE UNITED STATES – UNITED KINGDOM CROSS-NATIONAL PROJECT. The diagnosis and psychopathology of schizophrenia in New York and London. **Schizophrenia Bulletin**, v. 1, n. 11, p. 80-102, 1974.

QUEIROZ, MIP. Relatos orais: do indizível ao dizível. **Ciência e Cultura**, v. 39, n. 3, p. 272-286, 1987.

RADDEN, J. Psychiatric ethics. **Bioethics**, v. 16, n. 5, p. 397-411, 2002.

RADDEN, J; SADLER, JZ. **The virtuous psychiatrist:** character ethics in psychiatric. Oxford: Oxford University Press, 2010.

REBELO, F. Da teoria da degeneração de Morel à classificação das doenças mentais de Kraepelin. **História, Ciências, Saúde – Manguinhos**, v. 20, n. 4, p. 1756-1760, 2013.

REYNOLDS, EW; WILSON, JVK. Neurology and psychiatry in Babylon. **Brain**, v. 137, p. 2611-2619, 2014.

RIBEIRO, JM. Técnica médica e singularidades. *In*: VAITSMAN, J; GIRARDI, S (org.). **A ciência e seus impasses:** debates e tendências em filosofia, ciências sociais e saúde. Rio de Janeiro: Fiocruz, 1999.

RICOEUR, P. **O si-mesmo como um outro**. Campinas: Papirus, 1991.

RICOEUR, P. **Leituras 1:** em torno ao político. São Paulo: Edições Loyola, 1995.

RIOS, IC. **Subjetividade contemporânea na educação médica:** a formação humanística em medicina. 2010. Tese (Doutorado) – Faculdade de Medicina da Universidade de São Paulo (FMUSP), São Paulo, 2010.

ROCHA NETO, HG; MESSAS, GP. O diagnóstico psiquiátrico pelo modelo operacional e pela psicopatologia fenomenológica: um paralelo entre os modelos, através de um estudo de caso. **Psicopatologia Fenomenológica Contemporânea**, v. 5, n. 1, p. 22-40, 2016.

RODRIGUES, ACT. Karl Jaspers e a abordagem fenomenológica em psicopatologia. **Revista Latinoamericana de Psicopatologia Fundamental**, v. 8, n. 4, p. 754-768, 2005.

RODRIGUEZ-OSORIO, CA; DOMINGUEZ-CHERIT, G. Medical decision making: paternalism *versus* patient-centered (autonomous) care. **Current Opinion in Critical Care**, v. 14, n. 6, p. 708-713, 2008.

ROSA, CAP. Considerações sobre internação compulsória em psiquiatria. *In*: CONSELHO REGIONAL DE MEDICINA DO ESTADO DE SÃO PAULO (CREMESP). **Bioética clínica**: reflexões e discussões sobre casos selecionados. 3. ed. São Paulo: Cremesp, 2011.

ROUSSILLON, R. **Manual da prática clínica em psicologia e psicopatologia**. São Paulo: Blucher, 2019.

RUSSO, J. Psiquiatria, manicômio e cidadania no Brasil. *In*: RUSSO, J; SILVA FILHO, JF (org.). **Duzentos anos de psiquiatria**. Rio de Janeiro: Relume Dumara/UFRJ, 1993.

SADLER, JZ. Epistemic Value Commitments in the Debate over Categorical vs. Dimensional Personality Diagnosis. **Philosophy, Psychiatry, & Psychology**, v. 3, n. 3, p. 203-222, 1996.

SADLER, JZ. Recognizing values: a descriptive-causal method for medical/scientific discourses. **Journal of Medicine and Philosophy**, v. 22, n. 6, p. 541-565, 1997.

SADLER, JZ. Diagnosis/Antidiagnosis. *In*: RADDEN, J. **The Philosophy of Psychiatry**: a companion. Oxford: Oxford University Press, 2004.

SADLER, JZ. **Values and Psychiatric Diagnosis**. New York: Oxford University Press, 2005.

SAFATLE, V. O que é uma normatividade vital? Saúde e doença a partir de Georges Canguilhem. **Revista Scientiae Studia**, v. 9, n. 1, p. 11-27, 2011.

SATTAR, SP *et al*. To commit or not to commit: the psychiatry resident as a variable in involuntary commitment decisions. **Academic Psychiatry**, v. 30, p. 191-195, 2006.

SAURÍ, J. **O que é diagnosticar em psiquiatria**. São Paulo: Editora Escuta, 2001.

SCHRAIBER, LB. **Educação médica e capitalismo**: um estudo das relações, educação e prática médica na ordem social capitalista. Rio de Janeiro: Hucitec/Abrasco, 1989.

SCHRAIBER, LB. **O médico e seu trabalho**: limites da liberdade. São Paulo: Hucitec, 1993.

SCHRAIBER, LB. Pesquisa qualitativa em saúde: reflexões metodológicas do relato oral e produção de narrativas em estudo sobre a profissão médica. **Revista de Saúde Pública**, v. 29, n. 1, p. 63-74, 1995.

SCHRAIBER, LB. Ética e subjetividade no trabalho em saúde. **Divulgação em Saúde para Debate**, n. 12, p. 45-50, 1996.

SCHRAIBER, LB. No encontro da técnica com a Ética: o exercício de julgar e decidir no cotidiano do trabalho em Medicina. **Interface – Comunicação, Saúde, Educação**, v. 1, n. 1, p. 123-140, 1997.

SCHRAIBER, LB. Violência contra as mulheres e políticas de saúde no Brasil: o que podem fazer os serviços de saúde? **Revista USP**, n. 51, p. 104-113, 2001.

SCHRAIBER, LB. **O médico e suas interações**: a crise dos vínculos de confiança. São Paulo: Hucitec, 2008.

SCHRAIBER, LB. Engajamento ético-político e construção teórica na produção científica do conhecimento em Saúde Coletiva. *In*: BAPTISTA, TWF; AZEVEDO, CS; MACHADO, CV (org.). **Políticas, planejamento e gestão em saúde**: abordagens e métodos de pesquisa. Rio de Janeiro: Fiocruz, 2015.

SCHRAIBER, LB; D'OLIVEIRA, AFPL; COUTO, MT. Violência e saúde: contribuições teóricas, metodológicas e éticas de estudos da violência contra a mulher. **Cadernos de Saúde Pública**, v. 25, supl. 2, p. s205-s216, 2009.

SCHRAIBER, LB *et al*. Violência vivida: a dor que não tem nome. **Interface – Comunicação, Saúde, Educação**, v. 6, n. 10, p. 41-54, 2003.

SCHRAIBER, LB; MOTA, A. O social na saúde: trajetória e contribuições de Maria Cecília Ferro Donnangelo. **Ciência & Saúde Coletiva**, v. 20, n. 5, p. 1467-1473, 2015.

SCHWARTZ, MA; WIGGINS, OP. Diagnosis and ideal types: a contribution to psychiatric classification. **Comprehensive Psychiatry**, v. 28, n. 4, p. 277-291, 1987a.

SCHWARTZ, MA; WIGGINS, OP. Typifications: the first step for clinical diagnosis in psychiatry. **Journal of Nervous and Mental Disease**, v. 175, p. 65-77, 1987b.

SCHWARTZ, MA; WIGGINS, OP. Phenomenological and hermeneutic models: understanding and interpretation in psychiatry. *In*: RADDEN, J. **The philosophy of psychiatry**: a companion. Oxford: Oxford University Press, 2004.

SEIXAS, A; RIGONATTI, S. História da psiquiatria forense. *In*: BARROS, DM; CASTELLANA, GB (org.). **Psiquiatria forense**: interfaces jurídicas, éticas e clínicas. Rio de Janeiro: Elsevier, 2015.

SERPA JR., OD. Psicanálise, psiquiatria e a sedução da completude. *In*: QUINET, A. **Psicanálise e Psiquiatria**: controvérsias e convergências, Rio de Janeiro: Rios Ambiciosos, 2001.

SERPA JR., OD. A tranquilidade do boi no pasto: o desafio ético-teórico da psiquiatria para o século XXI. **Cadernos IPUB**, v. 8, n. 21, p. 11-31, 2002.

SERPA JR., OD. Indivíduo, organismo e doença: a atualidade de "o normal e o patológico" de Georges Canguilhem. **Psicologia Clínica**, v. 15, n. 1, p. 121-135, 2003.

SERPA JR., OD. Including subjectivity in the teaching of psychopathology. **Interface – Comunicação, Saúde, Educação**, v. 11, n. 22, p. 207-222, 2007a.

SERPA JR., OD. Subjetividade, valor e corporeidade: os desafios da psicopatologia. *In*: SILVA FILHO, JF. **Psicopatologia hoje**. Rio de Janeiro: Contra Capa Livraria, 2007b.

SETTON, MGJ. A teoria do *habitus* em Pierre Bourdieu: uma leitura contemporânea. **Revista Brasileira de Educação**, v. 20, p. 60-70, 2002.

SHACKLE, EM. Psychiatric diagnosis as an ethical problem. **Journal of Medical Ethics**, v. 11, p. 132-134, 1985.

SHORTER, E. History of psychiatry. **Current Opinion in Psychiatry**, v. 21, n. 6, p. 593-597, 2008.

SIERLES, F. Medical school factors and career choice of psychiatry. **American Journal of Psychiatry**, v. 139, n. 8, p. 1040-1042, 1982.

SILVA, FL. Da ética filosófica à ética em saúde. *In*: COSTA, SIF; OSELKA, G; GARRAFA, V (coord.). **Iniciação à bioética**. Brasília: Conselho Federal de Medicina, 1998.

SILVA, FL. Ética e saúde na pós-modernidade. *In*: SEGRE, M. **A questão ética e a saúde humana**. São Paulo: Atheneu, 2006.

SIMANKE, RT. A psicanálise freudiana e a dualidade entre ciências naturais e ciências humanas. **Sci. stud**. [online], v. 7, n. 2, p. 221-235, 2009.

SINGH, A; SINGH, S. Resolution of the polarisation of ideologies and approaches in Psychiatry. **Mens Sana Monographs**, v. 2, n. 2, p. 5-32, 2004.

STANGHELLINI, G; BROOME, MR. Psychopathology as the basic science of psychiatry. **British Journal of Psychiatry**, v. 205, p. 169-170, 2014.

STARR, P. **La transformación social de la medicina en los Estados Unidos de América**. México: Biblioteca de la Salud/Secretaria de Salud/Fondo de Cultura Económica, 1991.

STEINERT, T. Ethics of coercive treatment and misuse of psychiatry. **Psychiatric Services (Washington)**, v. 68, n. 3, p. 291-294, 2017.

STILWELL, NA *et al*. Myers-Briggs type and medical specialty choice: a new look at an old question. **Teaching and Learning in Medicine**, v. 12, n. 1, p. 14-20, 2000.

SULLIVAN, HS. **A entrevista psiquiátrica**. Rio de Janeiro: Editora Interciência, 1983.

SVENAEUS, F. Hermeneutics of medicine in the wake of Gadamer: the issue of phronesis. **Theoretical Medicine**, v. 24, p. 407-431, 2003.

SZASZ, TS. **The myth of mental illness**: foundations of a theory of personal conduct. New York: Hoeber-Harper, 1961.

SZMUKLER, G; ROSE, N. Risk Assessment in mental health care: values and costs. **Behavioral Sciences & the Law**, v. 31, p. 125-140, 2013.

TAMELINI, MG; MESSAS, GP. Phenomenological psychopathology in contemporary psychiatry: interfaces and perspectives. **Revista Latinoamericana de Psicopatologia Fundamental**, v. 20, n. 1, p. 165-180, 2017.

TATOSSIAN, A. **A fenomenologia das psicoses**. São Paulo: Editora Escuta, 2006.

THIRY-CHERQUES, HR. Pierre Bourdieu: a teoria na prática. **Revista de Administração Pública**, v. 40, n. 1, p. 27-55, 2006.

TURATO, ER. **Tratado da metodologia da pesquisa clínico-qualitativa**. 6. ed. Petrópolis: Editora Vozes, 2013.

TURNER, B. **Medical power and social knowledge**. 2. ed. London: Sage Publications, 1995.

URQUIZA, LMFP. **Um tratamento para a loucura**: contribuição à história da emergência da prática psiquiátrica no Estado de São Paulo. 1991. Dissertação (Mestrado) – Faculdade de Ciências Médicas da Universidade Estadual de Campinas (FCM-Unicamp), Campinas, 1991.

VAIDYA, NA et al. Relationship between specialty choice and medical student temperament and character assessed with Cloninger Inventory. **Teaching and Learning in Medicine**, v. 16, n. 2, p. 150-156, 2004.

VARGA, S. Defining mental disorder. Exploring the "natural function" approach. **Philosophy, Ethics, and Humanities in Medicine**, v. 6, n. 1, 2011.

VÁZQUEZ, AS. **Ética**. 34. ed. Rio de Janeiro: Civilização Brasileira, 2012.

VELHO, G. Observando o familiar. In: NUNES, EO (org.). **A aventura sociológica**: objetividade, paixão, improviso e método na pesquisa social. Rio de Janeiro: Zahar, 1978.

VENÂNCIO, ATA. Ciência psiquiátrica e política assistencial: a criação do Instituto de Psiquiatria da Universidade do Brasil. **História, Ciências, Saúde (Manguinhos)**, v. 10, n. 3, p. 883-900, 2003.

WAKEFIELD, JC. The concept of mental disorder: diagnostic implications of the harmful dysfunction analysis. **World Psychiatry**, v. 6, p. 149-156, 2007.

WAKEFIELD, JC. The concept of mental disorder: on the boundary between biological facts and social values. **American Psychologist**, v. 47, n. 3, p. 373-388, 1992.

WEBER, M. **Metodologia das Ciências Sociais**. 4. ed. São Paulo: Cortez; Campinas: Editora Unicamp, 2001.

WICKREMSINHE, MN. Emergency involuntary treatment law for people with mental disorders: A comparative analysis of legislation in LMICs. **International Journal of Law and Psychiatry**, v. 56, p. 1-9, 2018.

WISTRICH, AJ; RACHLINSKI, JJ; GUTHRIE, C. Heart versus head: do judges follow the law or follow their feelings? **Texas Law Review**, v. 93, p. 855-923, 2015.

WOODBRIDGE-DODD, K; FULFORD, KWM. **Valores de quem?** Manual para prática baseada em valores em saúde mental. Londres: The Sainsbury Centre for Mental Health, 2004.

YOKAICHIYA, CM; FIGUEIREDO, WS; SCHRAIBER, LB. Usuários de drogas injetáveis e terapia anti-retroviral: percepções das equipes de farmácia. **Revista de Saúde Pública**, v. 41, supl. 2, p. 14-21, 2007.

ZACHAR, P. Psychiatric disorders are not natural kinds. **Philosophy, Psychiatry, & Psychology**, v. 7, n. 3, p. 167-182, 2000.

ZACHAR, P; KENDLER, KS. The removal of Pluto from the class of planets and homossexuality from the class of psychiatric disorder: a comparison. **Philosophy, Ethics, and Humanities in Medicine**, v. 7, n. 4, 2012.

ZOBOLI, E. Tomada de decisão em bioética clínica: casuística e deliberação moral. **Revista Bioética**, v. 21, n. 3, p. 389-396, 2013.

ZOBOLI, E. Bioética clínica na diversidade: a contribuição da proposta deliberativa de Diego Gracia. **Revista Bioethikos**, v. 6, p. 49-57, 2012.

ZORZANELLI, R; DALGALARRONDO, P; BANZATO, CEM. O projeto Research Domain Criteria e o abandono da tradição psicopatológica. **Revista Latinoamericana de Psicopatologia Fundamental**, v. 17, n. 2, p. 328-341, 2014.

ZORZANELLI, R; DALGALARRONDO, P; BANZATO, CEM. Realismo e pragmatismo em psiquiatria: um debate. **Revista Latinoamericana de Psicopatologia Fundamental**, v. 19, n. 3, p. 527-543, 2016.

Posfácio
Psiquiatria: ciência e arte da medicina?

Lilia Blima Schraiber[1]

Com o estudo que ora se publica, o leitor tem em mãos uma ótima aproximação da complexidade da psiquiatria como especialidade médica. E não há como deixar de considerar algumas indagações que a leitura provoca: será a complexidade aqui apontada, esta dos "casos difíceis" ou a de decidir sobre a internação involuntária, específica da psiquiatria? Ou será que são também desafios e dilemas da psiquiatria praticada diariamente ou até da medicina em geral?

O estudo nos traz a importância da relação interpessoal típica do encontro clínico. Mas qual a natureza dessa importância? Será necessário esse encontro interindividual também para as outras áreas da medicina?

Permita-me, caro leitor, apresentar-me: sou professora de medicina, orientadora da tese que deu origem a este livro e também clínica geral. Embora estude há muitos anos as mudanças históricas da medicina, como saber e como prática, exerci por muitos anos – quase trinta – a clínica. Clínica de atenção a adultos, locada na atenção primária das unidades básicas de saúde, e que sempre me pareceu bastante próxima, ainda que não exatamente igual, à clínica do consultório. Esta última exerci por pouco tempo, no consultório de meu pai, cardiologista. Mas também por muitos

---

1 Professora livre-docente do Departamento de Saúde Coletiva da Faculdade de Medicina da Universidade de São Paulo (FMUSP).

anos – cerca de dez –, mais jovem, trabalhei em pronto-socorro, exercendo outra modalidade de clínica.

Em tudo – diagnóstico, terapêutica, assistência institucional e cuidado prestado –, elas são clínicas diversas e também distintas da clínica hospitalar, o que o leitor deve ter em mente diante do testemunho que segue e o qual chamo de "um episódio embaraçado".

Estava eu de acompanhante de um colega médico, amigo bastante próximo, e que acabara de passar por um procedimento neurocirúrgico muito complexo, ainda que realizado em caráter preventivo, relativamente a possível rompimento de pequeno aneurisma cerebral. Já em consulta de seguimento, ele não respondia exatamente conforme o esperado quanto ao uso da medicação pós-operatória, sendo ela não só necessária pontualmente, mas em caráter definitivo. Meu amigo apresentava diversas complicações como efeitos colaterais adversos da medicação, o que tornava o caso mais complexo, tendo em vista o caráter crônico da necessidade da medicação. Assim, estava diante da situação em que uma intervenção preventiva gerou para o paciente, do ponto de vista clínico, uma condição crônica; e para a medicina e para o médico.

Essa situação é das mais delicadas, quando se pensa nas decisões que a produziram, tanto para o paciente como, talvez, sobretudo para o médico, que antevê tal condição: o poder de curar ou, neste caso, de controlar adoecimentos, também pode significar intervenções que mudam radicalmente a vida do paciente.

O cirurgião, diante da resposta à medicação prescrita, resposta possível, mas não esperada, pareceu descontente e algo desconcertado, pois nessa consulta de retorno que eu acompanhava dizia: "veja, eu usei a medicação e a dosagem que estavam indicadas [pelo protocolo clínico-cirúrgico relativo a tais condições patológicas]. Estava indicado no seu caso! Mas estou vendo que você não reagiu como eu esperava, então, desculpe-me, não vejo outra solução a não ser apelar para a 'empiria'...".

E, parecendo desolado, acrescentava: "Sinto muito, mesmo, mas vou ter que fazer isso!".

Bem, não no primeiro, mas no segundo "apelo à empiria", o novo remédio e a nova dose funcionaram... e ele acertou o tratamento! Assim, por qual razão ele se desculpava todo embaraçado? Afinal, com alguns "ajustes", ele seguiu, senão o protocolo como tal, alguns de seus princípios científicos. E na qualidade de "princípios", e aqui temos um aspecto importante, a prática deixou de ser aplicação mecânica do científico, para ser seu uso sob a reflexão do médico acerca de quanto e de como se valeria da tecnologia existente.

E o que é esta específica "empiria", que embaraça o médico, e que por suas desculpas e justificativas parece obscurecer ou até trair a ciência? Acaso todo o conhecimento, científico ou não, não provém de um empírico, uma experiência vivida? Será que ele pensa que apelar para a experiência é por acaso decidir por uma intervenção totalmente às cegas? Uma intervenção que colocaria em risco absurdamente grande o paciente por não ter nenhuma relação com a prática de base científica?

Acredito que o neurocirurgião se refira a uma experiência que não caracteriza aquela que a ciência define como adequada à produção do conhecimento científico, aquela que é controlada como uma experimentação laboratorial e que lhe parece dar uma segurança na intervenção, um controle também sobre as incertezas que produzem o inesperado. Ao mesmo tempo, ele não crê mais que, ao se valer da sua experiência pessoal como profissional, isso poderia assegurar outros dados acerca daquele paciente em particular e enquanto um indivíduo específico. E não crê mais que essas informações devam ser sempre indagadas para operarem como dados empíricos também importantes, junto com os que, efetivamente, colheu por ocasião do momento diagnóstico que lhe definiu o caso.

Talvez, entre a doença e o doente, preferisse a primeira, já não crendo que ele próprio poderia, por meio de um julgamento clínico criterioso quanto ao fundamento da doença para recobrir todas as questões que tomam parte dos adoecimentos, exercer um grande discernimento no uso da ciência e de seus produtos tecnológicos diante das singularidades do caso individual. De fato, parece crer mais na experimentação científica dos laboratórios.

Mas essa situação laboratorial, que parece conferir tal segurança e controle, é uma situação na qual se artificializam a condição patológica e as condições terapêuticas, como as situações que se constroem nos hospitais de pesquisa e de ensino. Como propôs Flexner, ao consolidar a reforma do ensino médico, nas primeiras décadas do século XX, para adequá-lo à base científica da medicina moderna (Schraiber, 1989), o hospital deveria ser encarado como um laboratório. De fato, as experimentações são as referências para a produção do conhecimento que rege a prática em medicina desde a primeira década do século XX, transformando esta última em saber e prática de base científica.

Por outro lado, essas condições experimentais apartam o adoecimento da vida cotidiana das pessoas e, na redução do adoecer a alterações anatomopatológicas do corpo, homogeneízam, em um só quadro geral, a pluralidade concreta dos adoecimentos e sofrimentos (Schraiber, 1993; 2008). Essa generalização é a construção do conceito de doença, referência diagnóstica e terapêutica para o grande conjunto de casos clínicos individuais que se agrupam em dadas classificações nosográficas. O agrupamento resulta de sinais e sintomas que são, na vida particular de cada doente, variáveis entre esses doentes, mas na classificação são homogêneos e genéricos para o conjunto, isto é, casos de uma só doença.

Essas construções não são isentas de conflito, como tão bem apontou Canguilhem (1971) na distinção entre doentes e doenças. O que se pode observar no ato clínico são movimentos de uma racionalidade de intervenção que, opostos entre si, devem estar articulados na prática clínica: o movimento de progressiva tradução do adoecimento em corpo patológico definido pelo conhecimento das doenças, na dimensão diagnóstica do ato clínico, e o movimento de progressiva retradução da terapêutica subsequente ao diagnóstico em tratamento e assistência médica compatível com o sujeito social que adoeceu, cujo corpo e mente enfrentam no cotidiano um dado "modo de andar a vida" (modo social e ainda modo daquele indivíduo em particular). Movimentos, portanto, de abstração, primeiro, em enquadre dedutivo do caso à nosografia médica das doenças, e movimento de reinserção do organismo nos usos sociais daquele corpo em particular. Usos que se dão em contextos sócio-históricos em que se insere cada sujeito, dada sua vida no mundo privado e naquele público das instituições em que trabalha, usufrui seu lazer ou consegue acessar e usar para sua assistência médica, entre outras tantas situações a serem vividas.

Lembro-me do depoimento de um dos médicos que entrevistei, dr. Antonio, gastrocirurgião, formado em 1981. A entrevista fez parte das histórias de vida de médicos que resultaram em minha tese de livre-docência (Schraiber, 2008). Contou-me dr. Antonio:

> *Especialmente em área cirúrgica, você faz procedimentos grandes, que mudam muito o tipo de vida da pessoa, as derivações, as estomias que a pessoa faz, muda a vida radicalmente, você foi o agente que fez aquilo, né? Eu lembro até hoje, era um paciente – eu passava em estágio na cirurgia vascular – e a gente fez uma amputação de perna de uma pessoa que foi lá com uma gangrena, e essa pessoa virou um mendigo e eu fiquei encontrando com ela, cinco anos depois, via aquela pessoa na rua, quer dizer, eu tinha feito a amputação porque a perna estava necrosada, tinha que fazer, mas eu via a pessoa e falava: fui eu que tirei a perna dele. Ele não era mendigo antes, virou mendigo e morreu como mendigo... depois de muitos anos, na esquina do hospital. (Schraiber, 2008, p. 125)*

Contrastando esse depoimento com as situações dos casos difíceis apresentadas neste livro, é possível considerar que, afinal, as questões tratadas como pertencentes a uma área tão particular como a psiquiatria também se apresentam nas outras áreas da medicina. Não obstante, é fato que apresentar situações-limite em área de fronteira, conforme bem considerou neste livro seu autor quanto aos casos que escolheu para seu estudo, no interior da psiquiatria, cujo ramo forense radicaliza a "fronteira" do conhecimento e da intervenção, é sempre um positivo viés de olhar epistemológico e metodológico, para expor e refletir sobre a própria "fronteira". E foi sob essa referência que a psiquiatria foi aqui abordada pelo autor do estudo, citando Alarcão (2018), que apresentou essa noção relativamente à psiquiatria de modo geral. Alarcão dirá que em áreas de "fronteira" sempre haverá certa falta de precisão conceitual, a que chamou de "vagueza", isto é, noções mais vagas que os conceitos firmados em teorias e uma dificuldade, portanto, de traduzir esse conhecimento em intervenções bem delimitadas, unívocas. E a específica "fronteira" da psiquiatria forense, entre a medicina e o direito, pode estar representando uma das situações mais difíceis de se lidar.

De um lado, essa "imprecisão" científica e tecnológica poderia gerar não só um leque de variação na classificação do caso como pertencendo a uma dada doença, mas, por consequência, também gerar variações na proposta terapêutica e na assistência a ser prestada.

Mas será que é isso o que ocorre aqui neste estudo? Basicamente dificuldades diagnósticas?

Não parece ser apenas essa variação que concorre para o resultado da investigação empírica aqui conduzida. Antes, chama mais atenção a dispersão terapêutica do que a do enquadre nosográfico, oferecendo-nos como questão muito mais a eficácia assistencial do que a capacidade de definição da doença.

Os entrevistados apelam para outras informações; ressentem-se delas para melhor decidirem a assistência, enquanto o conjunto das ações para melhor cuidar do paciente. Conforme o autor deste livro nos aponta, no julgamento clínico, é importante que os psiquiatras considerem o contexto do atendimento, o tipo de suporte familiar e as formas de vínculo com o paciente, tal que lhes permita conhecer também as manifestações, os comportamentos de cada indivíduo diante de seu adoecimento e das terapêuticas e da assistência possíveis. A consideração desses três elementos, explicitamente ou não, subsidiou a decisão a tomar. Todos valorizaram a necessidade desses dados enquanto compondo o horizonte clínico, ainda que cada médico, em seu julgamento, tenha graduado para si mesmo o valor a ser destinado a cada um deles.

Assim, é de se perguntar: por que o enquadre diagnóstico não considerou essas informações? E adiante: não terá o conhecimento científico estabelecido "fronteiras" que apartam essas informações da clínica, como conhecimento e como prática? Acaso não são apartadas também outras informações, como o fato de ser o caso individual também e sempre um sujeito social, conduzindo os adoecimentos a uma pluralidade de situações concretamente vividas pelos indivíduos? E constituir o adoecimento individual como a situação clínica a ser enfrentada não introduz também as questões da variabilidade entre indivíduos? E não é fato que a variabilidade acontece mesmo para os pertencentes a iguais situações sociais, com suas singularidades em termos dos usos efetivos de seus corpos ou da articulação das condições biopsicossociais de saúde em seus adoecimentos?

E todas essas questões não sugerem a importância de um julgamento clínico algo diverso daquele estritamente baseado nos dados científicos ou nos protocolos tecnológicos?

Bem, efetivamente, o autor do presente estudo refletiu criticamente nessa direção. Foi original em termos de seu desenho de investigação empírica e abraçou um percurso metodológico capaz de nos apresentar esse conjunto de questões amparadas pelos resultados dessa investigação. E, contribuindo de maneira bastante nova com o exame da prática clínica, o autor, valendo-se de uma articulação interdisciplinar, apresenta a noção de "sabedoria prática", com a qual identifica o bom médico como aquele que busca o melhor a fazer para o paciente naquele momento de seu adoecimento. É sabedoria valorizar não só cada caso em particular, mas também a cada vez, em particular. Tal qual compreendi das histórias de vida de médicos que analisei (Schraiber, 1993; 2008) e também de minha própria experiência prática como clínica, essa sabedoria implica, a cada momento particular de encontro clínico, um julgamento cuidadoso em que o médico deve agir criteriosamente e buscar discernimentos entre o que de melhor e de pior pode ocorrer com sua intervenção. Afinal, responsabilizamo-nos por essa intervenção, como bem mostrei anteriormente no depoimento do dr. Antonio e que nos faz conhecer o quanto ele se surpreendeu com o efeito de sua intervenção ainda como aprendiz em estágio na clínica de cirurgia vascular, experiência que certamente o preparou para, no futuro, ter essa disposição de agir com mais cautela e criteriosamente.

Essa disposição não constitui propriamente uma técnica, embora deva estar presente e até presidir o exercício dela: operar discernimentos por uma disposição de ser criterioso. Portanto, comparece aqui mais como um princípio de valor do que uma dada mecânica de operação, e é nessa qualidade que o autor do presente estudo remete a sabedoria prática a um comportamento virtuoso. Uma disposição de agir que se inscreve no saber-fazer no momento de sua realização prática; uma sabedoria desse momento, a que se recorre em dilemas decisórios, como aqui surgem as situações extremas de casos tão difíceis.

Mas ser criterioso e buscar discernir intervenções para escolher a melhor possível em cada caso não são valores que deveriam estar sempre presentes no comportamento de quem julga? No caso da prática em medicina, esses princípios de valor farão com que o uso do científico e do tecnológico esteja orientado por uma ética da "vida boa" e pela moral em torno do melhor a se fazer em uma dada situação de relação interpessoal, nesse mesmo sentido ético.

Da necessidade de encontrar um diagnóstico ao movimento de reinserir o doente em seu cotidiano, o leitor identifica o grande conjunto de questões até aqui considerado no presente estudo. Os psiquiatras entrevistados mostram a necessidade de classificar cada caso que tiveram que julgar clinicamente, enquadrando-o em determinada doença. Há a necessidade de achar um nome de doença que os situasse diante do caso e fornecesse a decisão assistencial correspondente. Mas a finalização decisória já se vê diante de sujeitos sociais que não são homogêneos e as propostas assistenciais perdem aquela univocidade diagnóstica, distribuindo-se em leques de possibilidades cuja variação residiu na maior ou menor consideração de conhecimentos a que se poderia chamar de extratécnicos para os próprios profissionais. Os médicos de fato compreendem o contexto do atendimento, o suporte familiar e os comportamentos de cada indivíduo diante de seu adoecimento e das terapêuticas ou assistências possíveis como condições externas à racionalidade de intervenção estritamente baseada nas ciências biomédicas (Schraiber, 1993).

Curioso o fato de a medicina entrar na modernidade com o epíteto de ciência e arte de curar. Madel Luz (1988) aponta que os médicos, à medida que reorientam a prática clínica como uma intervenção baseada nas ciências (a biomedicina), caracterizam-na como "ciência e arte de curar". Ciência porque é a nova qualificação que a prática clínica ganha por sua reorientação rumo ao conhecimento científico, e arte porque proveniente também de um ofício, um saber-fazer de artesãos, em que cada intervenção se dá para cada um, o caso individual, e a cada vez, a consulta, unidade assistencial que se conforma como encontro interpessoal. É o indivíduo doente que se apresenta ao médico e requer sua intervenção, e é a resolução dessa situação, com a cura ou a recuperação do adoecimento daquela pessoa, o produto que o médico quer alcançar com seu trabalho; e este, ao menos na clínica – médica ou cirúrgica –, sempre se dá para um caso, a cada vez (Schraiber, 1993; Ribeiro, 1995).

O sentido primeiro dessa combinação entre ciência e arte pode ser buscado no movimento histórico que a prática em medicina fez do final do século XVIII e ao longo do XIX. Nele, ciência e arte estarão na configuração das intervenções médicas, na constituição de seu saber, enquanto conhecimento sobre os adoecimentos e enquanto orientação para suas ações, e também nas instituições criadas ou reorientadas historicamente para dar conta quer da formação de seus praticantes, os médicos, quer do trabalho cotidiano de assistir os doentes.

Efetivamente tal processo histórico reunirá saberes, intervenções e agentes muito diversos entre si. Unificará os cirurgiões de ofício com os físicos (médicos formados em universidades), e também a medicina domiciliar com a hospitalar, produto da transformação de antigas hospedarias em instrumento de cura na criação do hospital moderno; passará, ainda, pela reunião em uma só intervenção: aquela sobre o dano físico à superfície do corpo – aplicada pelos cirurgiões de ofício (traumas, abcessos) – e aquela sobre as enfermidades internas ao corpo (febres, convulsões) – tratadas apenas pelos físicos por demandarem conhecimentos diagnósticos superiores à técnica mecânica do ofício.

Assim, na construção da clínica anatomopatológica e dos clínicos como médicos, fossem descendentes de cirurgiões de ofício ou de físicos, todos exerceriam a reflexão diagnóstica, cujo sistema de doenças vinha sendo criado a expensas de uma base científica nas ciências que comporiam o conhecimento biomédico e a expensas da validação social que esse conhecimento ia adquirindo na prática cotidiana dos médicos. Unificados, todos passaram a exercer uma técnica mais elaborada enquanto intervenção médica. Nascia, então, a Clínica, saber orientador da prática cirúrgica ou a de clínica médica.

Nesse movimento, as duas grandes marcas, por meio dele, também buscadas com a modernização, mostraram-se, porém, conflitantes.

De um lado está o caráter de prática mais resolutiva em termos sociais; o pragmatismo de solucionar problemas a que a modernidade se dispôs, suprindo de imediato as necessidades materiais, como movimento vindo dos séculos XV e XVI e que valorizou as técnicas de modo geral. Conforme Freidson (1970), em seu estudo sociológico clássico sobre a profissão em medicina, quando um paciente procura o médico, sua demanda é ter uma solução, e não saber se o que sofre é corretamente (verdadeiramente, cientificamente) uma doença. Essa expectativa leva o médico à compreensão de que, em sua prática, não pode deixar de agir. Qualquer intervenção lhe parecerá a melhor conduta, relativamente a condutas mais antigas de caráter expectante, e isso mesmo quando, em termos científicos, não tem muita certeza de como intervir ou ainda não há conhecimento científico para tal.

De outro lado, está o caráter da intervenção com base em conhecimentos científicos que não se reduziriam a crenças sem fundamento de validade, e por isso se apresentando como conhecimento mais seguro. Isso permitiu a representação de que assim se controlariam as incertezas que sempre rondaram a prática médica, sobretudo no contraste com a medicina anterior à da modernidade. Médicos e pacientes, dessa forma, afastam seus medos da intervenção: o médico, de errar – e note-se que certa garantia de acerto está dada ao se encontrar o diagnóstico, daí seu grande significado na prática científica –, e o paciente, de morrer ou piorar sua condição vital.

Essas duas qualificações da prática encontraram certo equilíbrio durante a medicina liberal, primeira modalidade com que a prática clínica se desenvolveu na modernidade. Mas a relação entre elas é de tensão. Tensão porque respostas eficazes nem sempre são aplicações fiéis do conhecimento científico; respostas estritamente científicas, por sua vez, nem sempre são sucessos práticos e, então, socialmente eficazes.

Não obstante, a modernidade se fez historicamente exitosa em várias de suas promessas de responder às necessidades práticas da vida. E a ciência ganhou aí também seu prestígio, o qual afiançou, como mostra Paul Starr (1980), o médico como autoridade moral-cultural. Embora os êxitos sociais se devam à consolidação do Estado moderno e do projeto de socialidade correspondente, no imaginário médico, é à ciência e à tecnologia que os médicos atribuem suas próprias conquistas. Daí a crescente valorização do científico no ideário profissional; valorização que é progressivamente excludente de outros saberes, como os da "arte", para simbolizar também o pragmático em medicina.

A biomedicina do século XXI, por consequência, já está plenamente ancorada na ciência e amparada pelos recursos tecnológicos que esta última cria, e, entre eles, estão os protocolos de intervenção com seus algoritmos bem definidos e fechados a alavancarem decisões assistenciais unívocas às doenças a que correspondem (Dalmaso, 2000). Uma prática a que bem se caracterizaria como "ciência de curar", capaz de tornar homogênea a intervenção para quaisquer médicos, o que, à época, foi visto como uma vantagem, pois, em tese, garantiria uma qualidade melhor e mais seguramente uniforme na assistência médica como um todo. Muito também entendeu o positivismo científico que a vantagem igualmente estaria em uma prática mais independente de valores ou sentimentos pessoais do profissional.

Assim, o uso adequado e correto dos conhecimentos científicos sobre as doenças seria o que de melhor poderiam fazer os médicos. Então, qual a razão de tantos dilemas nas decisões, como traz o presente estudo?

É usual que um problema desse tipo seja abordado como em razão da qualidade educacional, como escolas médicas com qualidade muito distintas de ensino e, sobretudo, desigualdade de condições de estágios práticos ou carências de bons hospitais-escola, com bons recursos tecnológicos.

Não creio que esse caminho de pensamento seja o da melhor resposta, até porque os protocolos bem definidos eliminariam essa variação de qualidade na esfera terapêutica, restando como possível causa a esfera diagnóstica, a qual, neste estudo, mostra médicos bastante capacitados no uso dos conhecimentos científicos e conhecedores da nosologia médica.

Seguindo o próprio percurso do livro, proponho pensarmos em outra direção, recolocando a indagação como segue: será que essa "ciência de cura" não está a ressentir a falta da "arte"? E é possível "arte" em uma medicina que se quer científica? O que seria exatamente essa "arte"?

A arte corresponde ao saber-fazer da técnica; de qualquer técnica, enquanto ação de transformação de algo para se obter outra coisa, um produto esperado em uma dada intervenção. É, portanto, ação intencional, de caráter bastante manual, e quem a opera deve saber alcançar o produto esperado. Por isso, o agente de tal prática deve deter um saber que instrua esse fazer técnico. É esse, então, um tipo de saber, de conhecimento, que, de imediato, indica o que se deve fazer, saber elaborado para ser um saber-fazer. Trata-se de um saber prático, e não exatamente de um conhecimento mais abstrato, mais geral, que caberia a situações ou casos diversos, como o conhecimento científico. Ao mesmo tempo, porém, não deixa de ser um conhecimento e, como tal, fruto de uma engenhosidade, de uma construção, sempre interna à própria experiência do fazer.

Conforme considerei em outro texto (Schraiber, 2008, p. 30 e 212), historicamente, as técnicas foram trabalhos manuais específicos, e mais importante socialmente do que aqueles cujas habilidades não exigiam um saber-fazer mais elaborado. Foi a situação dos ofícios, que constituíram intervenções manuais, mas detentoras de procedimentos mais complexos e quase sempre mantidos em segredo pelas corporações que formavam e agrupavam futuros agentes dessas técnicas. Um exemplo é o caso da corporação dos cirurgiões-barbeiros que, ao longo da Idade Média, foram técnicos do ofício cirúrgico em seus distintos domínios de ação, e cujas habilidades manuais eram consideradas muito específicas, circulando seus agentes nas sociedades como artesãos de livre ofício. Já no século XIX, tais artesãos dariam origem ao que hoje chamamos de profissionais, trabalhadores especialmente qualificados e de longa formação em seu saber-fazer, além de dotados de monopólio desses saberes especiais ou também chamados de saberes "esotéricos".

A palavra "técnica", portanto, abrangeu um conjunto variado de atividades, como as artes dos artistas, ou as artes mecânicas dos engenheiros, ou a dos mencionados cirurgiões, incluindo, ainda, os inventores, que tinham maiores liberdades de criação em seu saber-fazer, além de abranger também as habilidades que desenvolveram camponeses e operários, estes, sim, considerados os trabalhadores propriamente manuais.

No entanto, a partir dos séculos XV e XVI, toda a técnica passa a se articular com outro tipo de conhecimento, o conhecimento que comporá as ciências, resultando em tecnologias, que serão os saberes operantes de instrumentos mecânicos, os quais ampliam de nossas mãos o fazer manual. Hoje, valoriza-se esse saber, o tecnológico, junto com seus equipamentos, as máquinas, cuja origem na experiência de um fazer concreto vai sendo substituída por outro tipo de experiência. Trata-se da experiência controlada em laboratórios de criação de tecnologias, situados nas academias, em institutos de pesquisas, nas indústrias, ou, mais recentemente, em outro tipo de espaço laboratorial: os que se ocupam das inovações, tais quais as empresas *startups*, por exemplo.

E a ciência vai se tornando progressivamente tecnológica, uma tecnociência, isto é, começa a valorizar o âmbito prático imediato da vida, o suprimento das necessidades materiais do homem, o empírico laboratorial na produção do conhecimento, e a fabricação de sucessivas tecnologias, com uma racionalidade instrumental e utilitária.

No entanto, se a técnica abrangeu atividades tão diversas como as antes mencionadas, cabe considerar como a prática em medicina se enquadra nessa noção. Não representaria, ela própria, uma especificidade particular de "arte"?

Apontei os cirurgiões-barbeiros como detentores de uma arte pendente à técnica mais mecânica, e de fato seu fazer não envolveu a dimensão diagnóstica que os físicos, homens de ciência, possuíam. Por essa razão, os físicos, estes, sim, foram considerados médicos, e não apenas profissionais de um ofício como os cirurgiões. Mas a medicina de base científica reuniu, como mencionado, esses dois tipos de agentes, e seu fazer é hoje totalmente dependente do momento reflexivo da prática que constitui um complexo julgamento do caso a partir de grande domínio de conhecimentos científicos, o que não se enquadra em uma arte mecânica.

De outro lado, o médico não é um artista e não é um inventor, não pode fazer uma intervenção como sua livre criação pessoal e que não se subordine à ciência.

Mas e se algum tipo de espaço de liberdade relativo a esses conhecimentos científicos for necessário? Se for impossível para a prática em medicina realizar-se estritamente como uma aplicação científica, mecanizada como tecnologia? Se for necessário ir além? E o que seria este "ir além" e qual seu significado para a prática?

E, então, como lidar com essas questões? Elas, no presente estudo, resultaram em decisões diversas para o mesmo caso. O que significou essa variação que é tanto terapêutica, em termos do tratamento a seguir, quanto assistencial, em termos de quais instituições ou pessoas se vai acionar? Foi uma deficiência de formação profissional? Não cursaram boas escolas médicas ou não era boa a residência médica em que estagiavam? Uma dificuldade pessoal de uns e não de outros?

Com certeza, o leitor responderá negativamente a essas distintas problematizações do significado da variação de processos de julgamento clínico e de decisões. E, concordando com o autor do estudo, também irá considerar que tais questões, entendidas como extratécnicas, talvez devessem estar articuladas a ela, já que são relevantes para o sucesso da própria técnica.

Como fazê-lo e o que modificarão a base científica tanto quanto a base mais artesanal inscrita no encontro clínico interindividual são outras entre tantas questões a que o presente estudo convida o leitor. Todos nós, interessados no aprimoramento da qualidade técnica e também assistencial da prática clínica, deveríamos pensar muito sobre tudo isso. Pois é fato que a ciência constitui uma grande contribuição humana e em muito melhorou a qualidade da prática em medicina, assim como a tecnologia facilitou e ampliou muito nossas intervenções; mas como e quando devemos nos valer desse conhecimento e quais das utilidades tecnológicas usaremos em casos concretos já são perguntas que a ciência e a tecnologia não podem responder. São ponderações éticas e políticas que só nós, sujeitos humanos e sociais, podemos e devemos considerar. E, para tanto, este livro representa um oportuno e apropriado incentivo.

Referências

ALARCÃO, GG. **Na contracorrente? Resistências, adaptações e apropriações**: a formação do Serviço de Psicoterapia do Instituto de Psiquiatria do Hospital das Clínicas da Faculdade de Medicina da Universidade de São Paulo, 1962-1965. 2018. Tese (Doutorado) – Faculdade de Medicina da Universidade de São Paulo (FMUSP), São Paulo, 2018.

CANGUILHEM, G. **Lo normal y lo patológico**. Buenos Aires: Siglo XXI Editores, 1971.

DALMASO, ASW. Análise de transformações da técnica em Medicina: reflexões sobre uma proposta metodológica. **Interface – Comunicação, Saúde, Educação**, v. 4, n. 6, p. 49-60, 2000.

FREIDSON, E. **Profession of Medicine**: A study of the sociology of applied knowledge. New York: Dodd, Mead and Company Inc., 1970.

LUZ, MT. **Natural, racional, social**: razão médica e racionalidade científica moderna. Rio de Janeiro: Editora Campus, 1988.

RIBEIRO, JM. **Trabalho médico**: ciência, arte e ação na conformação da técnica. 1995. Tese (Doutorado) – Escola Nacional de Saúde Pública da Fundação Oswaldo Cruz (ENSP-Fiocruz), Rio de Janeiro, 1995.

SCHRAIBER, LB. **Educação médica e capitalismo**: um estudo das relações, educação e prática médica na ordem social capitalista. Rio de Janeiro: Hucitec/Abrasco, 1989.

SCHRAIBER, LB. **O médico e seu trabalho**: limites da liberdade. São Paulo: Hucitec, 1993.

SCHRAIBER, LB. **O médico e suas interações**: a crise dos vínculos de confiança. São Paulo: Hucitec, 2008.

STARR, P. **The social transformation of American medicine**. New York: Basic Books, 1982.

GRÁFICA PAYM
Tel. [11] 4392-3344
paym@graficapaym.com.br